Christelle Diakov
Damien Coisne

Anémie et Insuffisance cardiaque

D1743878

Christelle Diakov
Damien Coisne

Anémie et Insuffisance cardiaque

Valeur pronostique de l'anémie dans l'insuffisance cardiaque chronique

Éditions universitaires européennes

Mentions légales/ Imprint (applicable pour l'Allemagne seulement/ only for Germany)

Information bibliographique publiée par la Deutsche Nationalbibliothek: La Deutsche Nationalbibliothek inscris cette publication à la Deutsche Nationalbibliografie; des données bibliographiques détaillées sont disponibles sur internet à l'adresse http://dnb.d-nb.de.
Toutes marques et noms de produits mentionnés dans ce livres demeurent sous la protection des marques, des marques déposées et des brevets, et sont des marques ou des marques déposées de leurs détenteurs respectifs. L'utilisation des marques, noms de produits, noms communs, noms commerciaux, descriptions de produits, etc, même sans qu'ils ne soient mentionnés de façon particulière dans ce livre ne signifie en aucune façon que ces noms peuvent être utilisés sans restriction a l'égard de la législation pour la protection des marques et des marques déposées et pourraient donc être utilisés par quiconque.

Photo de la couverture: www.ingimage.com

Editeur: Éditions universitaires européennes est une marque déposée de
Südwestdeutscher Verlag für Hochschulschriften Aktiengesellschaft & Co. KG
Dudweiler Landstr. 99, 66123 Sarrebruck, Allemagne
Téléphone +49 681 37 20 271-1, Fax +49 681 37 20 271-0
Email: info@editions-ue.com
Agréé: Université de Poitiers, Thèse pour le doctorat en médecine, 2008

Produit en Allemagne:
Schaltungsdienst Lange o.H.G., Berlin
Books on Demand GmbH, Norderstedt
Reha GmbH, Saarbrücken
Amazon Distribution GmbH, Leipzig
ISBN: 978-613-1-52321-2

Imprint (only for USA, GB)

Bibliographic information published by the Deutsche Nationalbibliothek: The Deutsche Nationalbibliothek lists this publication in the Deutsche Nationalbibliografie; detailed bibliographic data are available in the Internet at http://dnb.d-nb.de.
Any brand names and product names mentioned in this book are subject to trademark, brand or patent protection and are trademarks or registered trademarks of their respective holders. The use of brand names, product names, common names, trade names, product descriptions etc. even without a particular marking in this works is in no way to be construed to mean that such names may be regarded as unrestricted in respect of trademark and brand protection legislation and could thus be used by anyone.

Cover image: www.ingimage.com

Publisher: Éditions universitaires européennes is an imprint of the publishing house
Südwestdeutscher Verlag für Hochschulschriften Aktiengesellschaft & Co. KG
Dudweiler Landstr. 99, 66123 Saarbrücken, Germany
Phone +49 681 37 20 271-1, Fax +49 681 37 20 271-0
Email: info@editions-ue.com

Printed in the U.S.A.
Printed in the U.K. by (see last page)
ISBN: 978-613-1-52321-2

UNIVERSITE DE POITIERS

FACULTE DE MEDECINE ET DE PHARMACIE

2008   Thèse n°

THESE
POUR LE DIPLOME D'ETAT
DE DOCTEUR EN MEDECINE
(Décret du 16 janvier 2004)

Présentée et soutenue publiquement
le 30 octobre 2008 à Poitiers
par **Mlle Christelle Diakov**
née le 02 novembre 1979 à Marseille

VALEUR PRONOSTIQUE DE L'ANEMIE DANS L'INSUFFISANCE CARDIAQUE CHRONIQUE : A PROPOS DE 139 SUJETS SUIVIS EN RESEAU AU CHU DE POITIERS

COMPOSITION DU JURY:

Président :
Monsieur le Professeur Joseph Allal

Membres :
Monsieur le Professeur Daniel Herpin
Monsieur le Professeur Richard Maréchaud
Monsieur le Professeur Marc Paccalin

Directeur de thèse :
Monsieur le Docteur Damien Coisne

Je remercie :

Les membres du Jury :

Monsieur le Professeur Joseph Allal :
Je vous remercie de m'avoir fait l'honneur de présider ce jury, et de la confiance que vous me témoignez en m'accueillant au sein de votre service.

Monsieur le Professeur Daniel Herpin :
Recevez toute ma reconnaissance pour votre enseignement et l'intérêt porté à nos travaux.

Monsieur le Professeur Richard Maréchaud :
Merci d'avoir fait de mon passage dans votre service un pilier de ma formation et un enrichissement clinique indéniable.

Monsieur le Professeur Paccalin :
Je vous remercie de m'avoir fait l'honneur de juger ce travail.

Monsieur le Docteur Damien Coisne :
Je te remercie de faire de l'apprentissage à tes côtés un parcours si riche et empreint d'un humour inénarrable, et de toujours nous donner l'envie d'aller plus loin que le fait établi.
Ce travail en est le témoignage, et, à travers lui, reçois l'expression de toute ma gratitude.

Ceux qui m'ont accompagnée chaque jour de travail et au long de ces études :

Monsieur le Docteur Bruno Degand :
Merci pour tes vives leçons, ta proximité et ton humour décapant.

Monsieur le Docteur Philippe Sosner :
Pour ta gentillesse et ton aide précieuse dans la pratique quotidienne.

Pascale, Luc, Jean, François, Nicolas, Nadine, Guillaume, Benoît, Laura, et les internes du service de Cardiologie :
Pour l'entente et l'entraide qui règnent au sein du service.

Les équipes soignantes d'Unité 3 et des Explorations fonctionnelles de Cardiologie :
Je fais honneur à votre gentillesse et votre patience envers les patients…et leurs soignants…

L'équipe soignante des Soins intensifs de Cardiologie :
Merci de nous accompagner dans nos premiers pas, et de respecter nos doutes.

L'équipe médicale du service d'Endocrinologie :
Vous m'avez transmis le goût du travail et le sens clinique, dans la bonne humeur, et ce, dès l'externat.

Monsieur le Docteur Gérard Papouin et l'équipe du service de Cardiologie du CHT de Polynésie Française :
Merci de m'avoir accueillie comme un membre à part entière de votre équipe, dans ce paradis si cher à mon souvenir.

L'équipe du RADIC :
Merci pour votre aide précieuse malgré les délais impartis…et pour votre motivation sans faille dans ce travail de longue haleine qu'est l'aide aux insuffisants cardiaques.

Monsieur le Docteur Gauthier Bouche :
Pour sa disponibilité dans ce travail statistique un peu…complexe !

Je dédie ce travail :

A ma mère :
Pour sa foi en moi et en l'avenir, à chaque moment de la vie, pour sa force et son amour.

A mon père :
Merci pour ton soutien pendant ces longues années, merci de m'avoir transmis ton altruisme et ton goût de la mesure.

A Mamie et Diado :
Qui sont encore plus présents dans ces moments là.

A Marie :
Merci d'être toujours à mes côtés, pour la joie…et tout le reste.

A Emilie et Grégoire :
Parce que vous êtes ma famille, et que voir grandir Tristan est un bonheur chaque jour qui passe.

A Hodanou :
Merci d'être encore là, grâce à cette philosophie qui te rend si cher.

A Antoine, Martine :
Parce que, décidément, la famille, c'est au-delà des liens du sang.

A Stéphane et Jean-Christophe :
Pour les moments de bonheur partagé dans notre paradis, et l'amitié sincère qui en est née.

A ma famille et mes amis qui sont loin :
Parce que la distance n'est rien.

PLAN

TABLE DES MATIERES

TABLE DES ILLUSTRATIONS

Schémas :

Figures :

Tableaux :

LISTE DES ABREVIATIONS

Hb : hémoglobine

IC : insuffisance cardiaque

VG : ventricule gauche

IEC : Inhibiteurs de l'enzyme de conversion de l'angiotensine

ARA2 : anti récepteur de l'angiotensine 2

FEVG : fraction d'éjection du ventricule gauche

IRC : Insuffisance rénale chronique

HVG : hypertrophie ventriculaire gauche

SRAA : système rénine-angiotensine-aldostérone

SNA : système nerveux autonome

IC-FSP : insuffisance cardiaque à fonction systolique préservée

SCA : syndrome coronarien aigu

I. INTRODUCTION

L'insuffisance cardiaque est une cause principale de mortalité dans la population occidentale. Le pronostic vital et fonctionnel des insuffisants cardiaques, malgré les évolutions thérapeutiques de ces vingt dernières années, reste sévère. Le rôle de l'anémie dans son aggravation est discuté depuis dix ans, et la littérature est prolifique à ce sujet. Les recommandations des sociétés savantes européennes et américaines ont récemment pointé l'anémie chez l'insuffisant cardiaque comme cible diagnostique voire thérapeutique.[1, 2]

Cependant, elle est insuffisamment diagnostiquée, car ses mécanismes sont complexes. De surcroît, sa prise en charge diagnostique et thérapeutique n'est pas systématisée.

Les attentes sont donc encore nombreuses, et concernent principalement la clarification de ses mécanismes et la précision de l'intérêt et des modalités thérapeutiques.

L'objectif de notre travail est l'évaluation du pronostic, vital et fonctionnel, de sujets non sélectionnés, en insuffisance cardiaque chronique, selon leur statut anémique ou non anémique.

II. GENERALITES : ANEMIE ET INSUFFISANCE CARDIAQUE

A. DEFINITION

L'anémie est un signe biologique caractérisé par la baisse de la concentration plasmatique de l'hémoglobine.

Elle est définie selon l'OMS par un taux d'hémoglobine < 13 g/dl chez l'homme et la femme post-ménopausique et < 12 g/dl chez la femme en période d'activité génitale. [3]
Le CDC (Centers for Disease control and Prevention) définit l'anémie comme un taux d'Hb < 13.5 g/dl chez l'homme et < 12 g/dl chez la femme, définition basée sur les résultats de la NHANES II (Second National Health and Nutrition Examination Survey (1976-1980), Hematology and biochemistry, Catalog 5411, version 2, cdcinfo@cdc.gov).
Les recommandations de la National Kidney Foundation retenaient en 2006 un taux d'Hb< 13.5 g/dl chez l'homme, mais une mise à jour est en cours dans laquelle ces limites sont revues à la baisse.[4]

Cependant, cette définition n'est valable que si le volume plasmatique est normal. Il est donc nécessaire d'éliminer les « fausses anémies » liées à une hémodilution (volume globulaire normal, volume plasmatique augmenté) :
- Physiologiques : grossesse
- Pathologiques : hypergammaglobulinémie, splénomégalie
A l'inverse, une hémoconcentration peut masquer une anémie.

B. DIAGNOSTIC

Les signes d'appel cliniques sont principalement généraux (asthénie, malaise, pâleur conjonctivale et cutanée), neurosensoriels (phosphènes, acouphènes, vertiges) et cardiovasculaires (dyspnée, tachycardie, angor).
Ils se manifestent initialement à l'effort et leur intensité dépend de la rapidité d'installation (déplacement vers la gauche de la courbe de dissociation de l'Hb en cas d'adaptation à une anémie chronique) et du terrain sous jacent.
Ces signes et leur mode d'évolution sont donc communs à l'insuffisance cardiaque et à l'anémie.

Ainsi, et pour étayer les sources de ce travail, l'anémie est largement sous diagnostiquée chez l'insuffisant cardiaque.

En effet, dans un travail incluant 2011 sujets en IC chronique stable ambulatoire, Tang et al ont montré que l'anémie, présente chez 29% d'entre eux, n'était diagnostiquée que dans 15.5% des cas (11.1% par l'interniste, 4.4% par le cardiologue). Une évaluation n'en était faite que chez 6%, une intervention thérapeutique n'était mise en place que chez 10%, et seulement 30% bénéficiaient d'un contrôle biologique dans les 6 mois. [5]

CLASSIFICATION: DEMARCHE DIAGNOSTIQUE ETIOLOGIQUE
Le diagnostic peut être orienté par l'examen clinique, recherchant le mode de survenue, des signes généraux ou spécifiques d'organe associés, un point d'appel hémorragique, une anomalie des organes hématopoïétiques ou une consommation médicamenteuse.

La démarche diagnostique initiale la plus pratique, communément admise, est basée sur la valeur du volume globulaire moyen (VGM) et le caractère régénératif (réticulocytes $> 150\,000/mm^3$) de l'anémie. *[Schéma 1]*

16

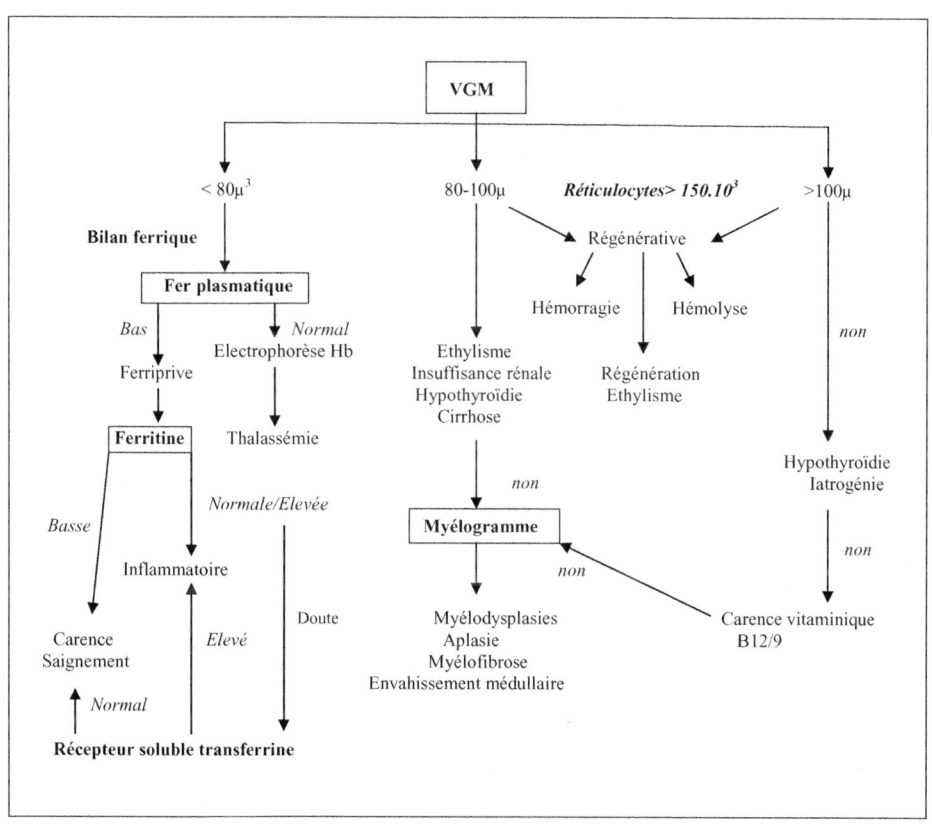

Schéma 1: Démarche diagnostique initiale devant une anémie
[D'après Hématologie générale, Société française d'Hématologie, 2001]

C. ETIOLOGIES

a. HEMODILUTION

Bien qu'elle soit responsable d'une « fausse anémie », l'hémodilution grève le pronostic des patients en insuffisance cardiaque.

Dans une série de 196 patients en IC, Androne et al. retrouvaient 37 patients anémiques (définie par un taux d'hématocrite <41% chez l'homme, <38% chez la femme). Après mesure du volume plasmatique et de la masse sanguine (albumine marquée), 46% s'avéraient être en hémodilution (seuls 50% avaient des signes cliniques de surcharge).

La mortalité était 2.6 fois supérieure à celle des patients réellement anémiques (53% vs 20%, p <0.04). [6]

b. TRAITEMENT PAR LES INHIBITEURS DE L'ENZYME DE CONVERSION

Les IEC peuvent engendrer une baisse du taux d'hémoglobine par plusieurs voies :
- En inhibant la synthèse d'angiotensine II qui stimule l'érythropoïèse et les précurseurs érythroïdes.
- En augmentant le clivage donc le taux circulant de Nacétyl seryl aspartyl lysil proline, qui inhibe l'érythropoïèse
- En diminuant directement la sécrétion rénale d'EPO et en inhibant sa reprise médullaire.

Ainsi, leur rôle dans la diminution du taux d'hémoglobine a été montré chez le sujet hémodialysé [7], dans le traitement de la polyglobulie post transplantation rénale [8, 9], de la polyglobulie d'altitude [10], mais également chez le sujet sain [11].

D'autres travaux ont montré une augmentation de la dose d'EPO nécessaire chez des patients insuffisants rénaux dialysés hypertendus (N=40) sous enalapril. [12]

Au sein de la base de données patients de SOLVD (Studies on Left Ventricular Dysfunction, N= 6436), l'enalapril augmentait l'incidence à 1 an de l'anémie de 56% par rapport au placebo, après ajustement (OR=1.56 [1.26-1.93]), l'anémie étant définie comme un taux d'Ht< 39% chez l'homme et < 36% chez la femme. [13]

18

A l'inverse, les travaux de Cruz et al. et de Charytan et al. ne montraient pas d'augmentation de la dose d'EPO nécessaire chez ce même type de patients (N=48 et N=175, respectivement). [14] De même, dans le travail de Cursack et al., sur 457 patients transplantés cardiaques, le traitement IEC n'influait pas sur la prévalence de l'anémie. [15]

Les sartans n'ont pas été incriminés individuellement dans la baisse du taux d'hémoglobine, mais, dans la cohorte de l'essai clinique Val-HeFT (Valsartan Heart Failure Trial, N= 5002), Anand et al. retrouvaient une diminution du taux d'hémoglobine de 0.5 g/dl à 24 mois chez les patients sous valsartan. [16]

Par contre, dans la cohorte de CHARM (Candesartan in heart failure : Assessment of the morbidity and moratlity), aucune relation n'était retrouvée entre le traitement par candesartan et le taux d'hémoglobine. [17]

Enfin, le travail de Chatterjee et al., comparant le taux d'EPO chez 72 sujets en IC sous IEC (76%) et sous ARA2 (19%), retrouvait une différence non significative (33.3+/-35.5 versus 43.6+/-38.1 mUI/ml, p= 0.36). [18]

c. SAIGNEMENTS CHRONIQUES

Ils sont favorisés par les traitements anti thrombotiques prescrits dans le cadre de l'étiologie de l'insuffisance cardiaque (cardiopathie ischémique) ou de ses complications (thrombose intra-cardiaque, HTAP, AC/FA,...)

Leur origine est le plus fréquemment digestive, favorisée par le bas débit digestif, l'aspirine.

Ils peuvent être occultes, et l'enquête clinique, biologique, voire endoscopique, est alors indispensable.

La maladie de Rendu-Osler, cause de cardiopathie, est une origine possible de saignement chronique.

d. CARENCES MARTIALES ET NUTRITIONNELLES

• Le rôle de la carence martiale dans la genèse de l'anémie chez l'insuffisant cardiaque a été récemment remis en exergue.

Cependant, les données sont disparates, puisque dans la littérature, la prévalence varie de 5 à 21%. [19-23]

Dans la série d'Ezekowitz et al. (12065 patients), une carence en fer est avérée dans 21% des cas. [19]

Nanas et al., chez 37 patients (dont 2 femmes seulement) en IC stabilisée après une décompensation, retrouvaient une carence martiale avérée chez 73% des sujets (mesure des réserves martiales médullaires en présence de taux ferriques plasmatiques normaux) [21], alors que Witte et al, chez 296 patients en IC, ne retrouvaient une carence martiale que chez 13% d'entre eux. [23]

Ces différences de données s'expliquent par l'existence de deux mécanismes distincts dans la genèse de la carence martiale.

En effet, dans l'IC, il peut exister d'une part une carence martiale vraie, par insuffisance d'apport (cf. carences nutritionnelles) ou pertes excessives (saignements chroniques plus ou moins occultes).

D'autre part, la carence martiale peut être relative, non nutritionnelle, en lien avec un blocage des réserves martiales au sein du système réticuloendothélial.

Ce blocage serait lié à une dysrégulation de l'homéostasie du fer, générée, comme nous le verrons ci après, par l'action des cytokines pro inflammatoires, et s'intégrant alors dans les mécanismes de l'anémie « des maladies chroniques ».

Cette rétention du pool ferrique engendre une altération de la disponibilité du fer pour l'érythropoïèse, et les taux plasmatiques ferriques sont alors normaux.

Dans le travail de Nanas et al., c'est le stock martial médullaire qui est évalué, alors que les taux plasmatiques sont normaux chez la plupart des sujets.

Or, on ne sait pas dans quelle mesure celui-ci reflète les réserves martiales systémiques.

Cette méthode ne permettrait donc pas de différencier la carence martiale vraie, nutritionnelle, de la dysrégulation métabolique liée à l'inflammation.

Par ailleurs, on sait que l'inflammation élève la ferritinémie et masque donc la carence martiale vraie. A l'heure actuelle, le dosage du récepteur soluble à la transferrine plasmatique est proposé pour différencier ces deux états (taux plasmatique élevé dans la carence martiale vraie, bas dans l'anémie inflammatoire).

La prévalence réelle de la carence martiale, absolue ou relative, serait donc sous estimée dans les populations d'IC anémique.

- Les carences nutritionnelles sont peu fréquentes, présentes chez 8% des sujets anémiques de la série d'Ezekowitz. [19]

Elles peuvent naître d'une insuffisance d'apport, favorisée par les régimes désodés ou par l'anorexie dans le cadre du syndrome cachexique, mais également d'une malabsorption, en lien avec le bas débit digestif ou l'insuffisance cardiaque droite (œdème mésentérique, insuffisance hépato cellulaire).

Dans l'étude de Nanas et al., une carence en vitamine B12 et B9 était mis en évidence dans 6% et 8% des cas, respectivement. [21]

e. INFLAMMATION: « ANEMIE ASSOCIEE AUX MALADIES CHRONIQUES »

L'insuffisance cardiaque, comme les autres pathologies chroniques, induit une élévation du taux circulant des cytokines pro inflammatoires.[24]

Chez la souris ayant subit une nécrose myocardique menant à l'IC, Iversen et al. ont montré une élévation du taux de TNF-alpha et de l'expression de la molécule effectrice Fas-ligand, au sein des cellules NK et des lymphocytes T de la moelle osseuse hématopoïétique. Il en résultait, par activation de leur activité cytolytique, une diminution de 40% du nombre de cellules précurseurs hématopoïétiques, une diminution de 50% de leur capacité de prolifération et une multiplication par 3 de leur apoptose. [25]

Plusieurs travaux rendent compte de ces mécanismes chez le sujet en IC. [26, 27]

Chez 85 patients présentant une anémie dans le cadre de maladies chroniques, Opasich et al. retrouvaient des taux élevés de TNF-alpha, d'IL6 et d'IL1, par rapport aux sujets témoins. [22]

Les mécanismes à l'origine de la production accrue de TNF-alpha peuvent être schématisés comme suit : *[Schéma 2]*

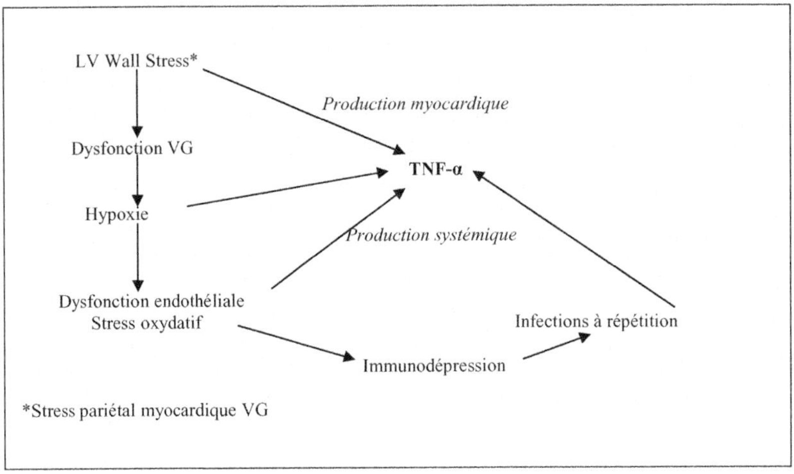
LV Wall Stress*
Production myocardique
Dysfonction VG
TNF-α
Hypoxie
Production systémique
Dysfonction endothéliale
Stress oxydatif
Infections à répétition
Immunodépression
*Stress pariétal myocardique VG

Schéma 2 : Mécanismes de la production accrue de TNF-α dans l'IC [28]

Deux voies ont principalement été mises en lumière pour expliquer l'action des cytokines pro inflammatoires dans la genèse de l'anémie [24]: ***[Figure 1]***

- <u>*Dysrégulation de l'homéostasie du fer :*</u>

Augmentation de la transcription de l'hepcidine (LPS, IL-6) : diminution de l'absorption duodénale du fer et blocage du relargage du fer par les macrophages

Augmentation de l'expression de DMTI (IFN α, TNF α, LPS) : augmentation de l'uptake du fer par les macrophages activés

Diminution de la production de ferroportine : blocage du relargage systémique du fer

Stimulation de la ferritine (IL-10)

- <u>*Effets directs sur la prolifération et la différenciation des précurseurs érythroïdes :*</u> *(IFN α, β, et surtout γ, TNF α, IL-1)*

Stimulation de l'apoptose des précurseurs

Diminution de l'expression des récepteurs à l'EPO

Diminution de la production d'EPO

Diminution de la production des autres facteurs hématopoïétiques

Effets toxiques directs de radicaux libres

L'anémie associées aux maladies chroniques est normochrome, normocytaire et arégénérative, modérée à sévère.

Le taux de fer plasmatique est abaissé mais la transferrine est normale, le coefficient de saturation de la transferrine normal ou abaissé et la ferritinémie normale ou élevée.

En cas de doute avec une carence martiale, le dosage du récepteur soluble de la transferrine est normal, alors qu'il est augmenté dans les anémies par carence martiale vraie.

Une autre méthode simple consiste à pratiquer un test d'absorption du fer. Il s'agit d'ingérer une solution de 650 mg de sulfate ferrique oralement, puis de doser le fer plasmatique en base et à 2 heures. Si le taux s'élève de plus de 150 µg/l, il s'agit d'une carence martiale vraie, par insuffisance d'apport. Si l'élévation est inférieure à 50 µg/l, il existe une malabsorption ou une dysrégulation, comme dans l'anémie associée aux maladies chroniques.

D'après Opasich et al., sur 148 patients en IC stable, présentant une anémie selon les critères OMS, sans comorbidités pouvant générer une anémie, 57% présentaient une anémie ayant les caractéristiques d'une anémie associée aux maladies chroniques. [22]

Dans la série d'Ezekowitz, comprenant 12065 patients, le diagnostic d'anémie associée aux maladies chroniques était porté dans 58% des cas. [19]

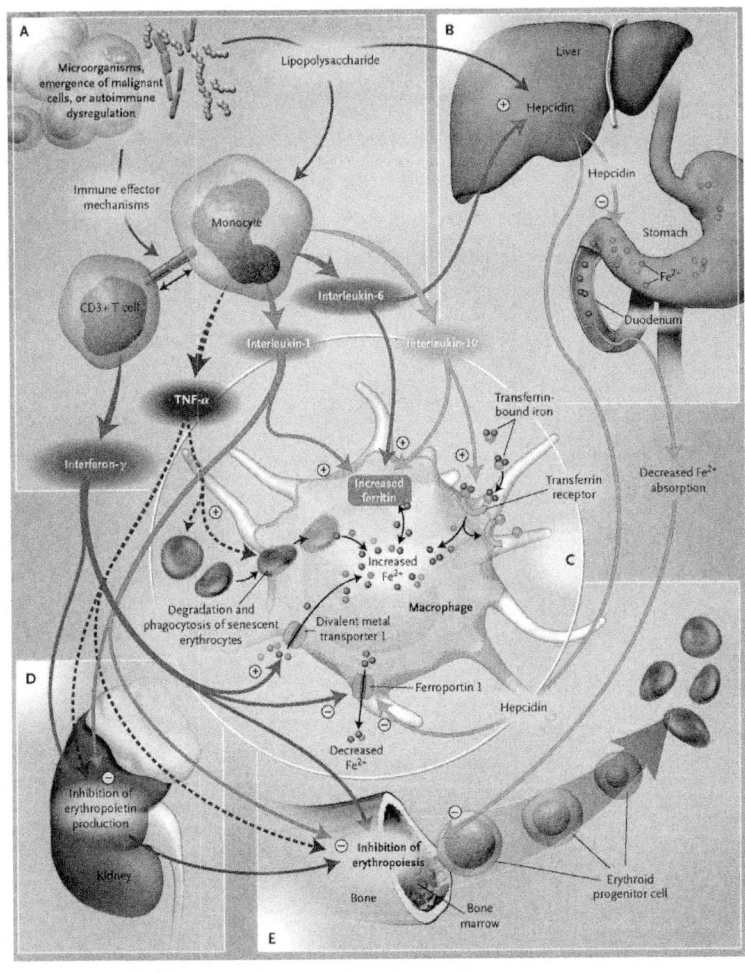

Figure 1 : Mécanismes physiopathologiques de l'anémie associée aux maladies chroniques

D'après Weiss et al. [24]

f. INSUFFISANCE RENALE CHRONIQUE ET SYNDROME CARDIO-RENAL

Le terme syndrome cardio-rénal désigne le cercle vicieux réalisé par l'insuffisance cardiaque, l'insuffisance rénale, et l'anémie.

En effet, l'IC et l'IR exercent une influence négative réciproque, aggravée par l'anémie. [29]

[Schéma 3]

L'hypoxie affecte tout particulièrement le rein, bien qu'il ne reçoive que 25% du débit cardiaque, et qu'il utilise moins de 10% de l'oxygène qui lui est délivrée.

La zone corticale et médullaire externe, site de production de l'EPO, est sensible à de minimes variations de PO_2.

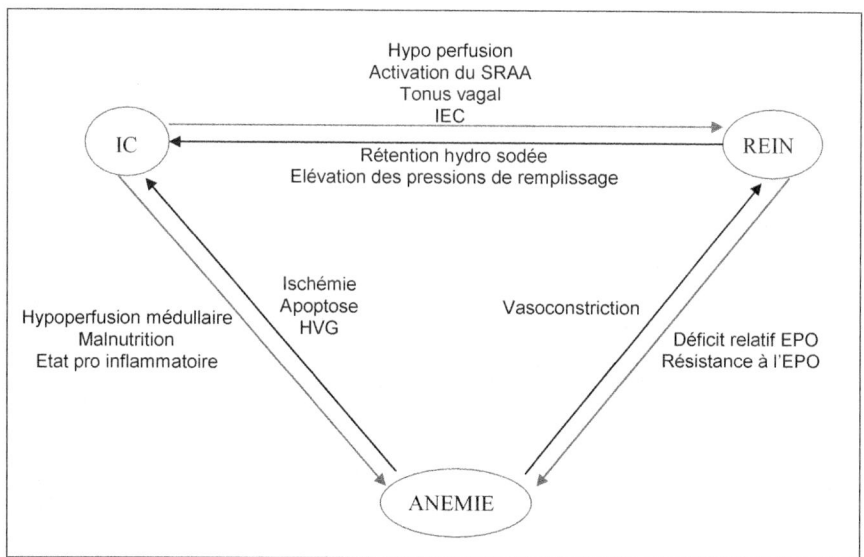

Schéma 3 : Le syndrome cardio-rénal [d'après Gavin et al., Cardiologie conférences scientifiques, Compte rendu des conférences scientifiques de la division de cardiologie, Hôpital St Michael's, Université de Toronto, Vol X, n°10, décembre 2005)

La coexistence des deux défaillances est de plus en plus fréquentes car leurs étiologies, notamment vasculaires, se chevauchent (maladie athéromateuse, HTA).

Une insuffisance rénale est présente chez 20 à 40% des patients en IC.

L'anémie est une complication précoce de l'IR, même si le taux de créatininémie reste < 175µM, le taux d'hématocrite est < 36% dans 45% des cas.

Sur les 800 000 patients porteurs de maladies rénales chroniques au sein de la NHANES (Third National Health and Nutrition Examination Survey), le taux moyen d'Hb était de 11 g/dl. Le taux d'Hb était inversement corrélé au débit de filtration glomérulaire. [30]

FOCUS ON: LE ROLE DE L'EPO :

L'érythropoïétine (EPO) est une glycoprotéine de 34kDA, synthétisée par les cellules rénales péri tubulaires, mais aussi par les macrophages neuronaux et hépatiques, et d'autres cellules.

L'EPO est une hormone ayant un rôle majeur dans la régulation de l'érythropoïèse.

Elle a également une activité pléiotropique et ces récepteurs sont largement distribués dans le système cardiovasculaire (cellules endothéliales, musculaires lisses, myocardiques).

L'EPO a démontré expérimentalement un rôle protecteur anti apoptotique sur les cellules myocardiques.

Chez le rat, l'administration d'EPO prévient l'apoptose des cellules myocardiques in vitro et in vivo après ischémie-reperfusion. [31]

Par ailleurs, l'EPO a un rôle pro angiogénique qui soutiendrait également ses bénéfices cardiovasculaires [32]

Chez le sujet sain, le taux d'EPO plasmatique augmente lorsque celui d'Hb baisse, atteignant environ 25 mUI/ml pour 12 g/dl d'Hb, et environ 100 mUI/ml pour 10 G/DL d'Hb.

Chez l'insuffisant cardiaque, la production d'EPO est stimulée en réponse à l'hypoxie tissulaire mais les cytokines pro inflammatoires perturbent sa production et son activité sur l'érythropoïèse.

On ne retrouve pas de relation directe entre le débit de filtration glomérulaire et le taux d'EPO.

Dans le travail original de Volpe et al., les taux d'EPO plasmatiques étaient significativement plus élevé chez les sujets en IC (N= 108) comparativement à 45 sujets témoins, et ceci de façon croissante avec la sévérité (stade I : 1.4+/-0.2, II : 5.4+/-0.8, III : 9.6+/-2, IV : 34+/-8 mUI/ml, versus 1.9+/-0.2 mUI/ml, $p < 0.001$). [33]

Chatterjee et al. ont retrouvé, chez 48 patients en IC stade III/IV, une élévation significative des taux d'EPO plasmatiques, par rapport à 24 sujets en IC stade I/II (42.9+/-40.3 versus 13.4+/-6.2 mUI/ml, $p < 0.05$). [18]

Chez les sujets porteurs de « maladies chroniques » anémiques, on retrouve une diminution de la production relative d'EPO, illustrée par le ratio entre le dosage d'EPO « observé » (O) et le taux plasmatique « prévu » (P). Le taux d'EPO « prévu » est défini en fonction du taux d'HB.

Pour Opasich et al., O/P est < 0.8 dans 76% des cas. [22]

Westebrink et al. retrouvent, chez 90 patients, un O/P= 0.93 chez les patients anémiques (N=15), contre 1.15 chez les patients non anémiques (N=75) (p=0.001), alors qu'il n'y a pas de différence significative pour le taux plasmatique d'EPO. [34]

Ces résultats laissent penser qu'il existe une incapacité à augmenter la production d'EPO en réponse à l'anémie.

Cependant, Van der Meer et al., retrouvaient, de façon indépendante, un risque accru de mortalité pour un ratio O/P élevé (>1.09), chez 29% des 74 sujets en IC étudiés (OR= 1.02[1.004-1.036], p=0.012). [35]

Ce ratio pourrait donc être, en tant que marqueur d'une inadéquation de la production d'EPO témoignant d'une résistance, un facteur pronostique chez l'IC. Dans le même sens, on met en évidence, chez 10% ces patients, une résistance au traitement substitutif par EPO, avec nécessité d'augmenter les doses.

Kourea et al. ont étudié, chez 41 patients, l'évolution des marqueurs inflammatoires sous traitement substitutif par EPO. A 3 mois, ils retrouvaient une diminution significative des taux plasmatiques d'IL-6 (6.5+/-4.7 versus 10.5+/-7.8 pg/ml, p=0.013) et de Fas ligand (53.2+/-16.6 versus 59.2+/- 17 pg/ml, p=0.03), associée à une amélioration des résultats du test de marche, de la FEVG et une diminution du taux de BNP. [36]

D. CONSEQUENCES CARDIOVASCULAIRES DE L'ANEMIE

a. MECANISMES D'ADAPTATION CARDIOVASCULAIRE A L'ANEMIE

Lorsque le taux d'hémoglobine s'abaisse, plusieurs mécanismes permettent le maintien d'une perfusion tissulaire adéquat, mais également le maintien de la volémie. *[Schéma 4]* L'insuffisance cardiaque étant une pathologie spécifique du genre humain, il n'y a malheureusement pas de données expérimentales chez l'animal, qui auraient pu permettre une meilleure compréhension des mécanismes en jeu en réponse à l'anémie.

La quantité d'oxygène délivrée aux tissus dépend de trois facteurs : le débit sanguin et sa distribution, la capacité de transport du sang (taux d'hémoglobine), et la capacité d'extraction de ces tissus (différentielle artérioveineuse en O2).

Les mécanismes compensatoires qui entrent en jeu sont complexes, hémodynamiques et non hémodynamiques.

Les mécanismes non hémodynamiques mettent en jeu
- L'EPO, qui agit sur l'érythropoïèse, élevant ainsi les capacités physiologiques de transport de l'oxygène.
- La modification de l'affinité de l'oxygène pour l'hème, qui, en diminuant, permet une augmentation de l'extraction tissulaire (déplacement de la courbe de dissociation de l'Hb vers la droite) [37].
Ces mécanismes suffisent généralement au repos et lorsque le taux d'hémoglobine est supérieur à 10 g/dl. [38]

L'érythropoïèse étant déficiente dans l'IC, les mécanismes hémodynamiques peuvent prédominer : augmentation du débit cardiaque fait suite à la diminution de la post charge et augmentation de la précharge, toutes deux secondaires à la vasodilatation, à l'effet inotrope et chronotrope positif des catécholamines.

28

RETENTION HYDRO SODEE

La rétention hydro sodée n'est pas uniquement en lien avec l'IC congestive. On décrit un état congestif « non cardiaque », définit par l'absence d'élévation des pressions capillaires.

En effet, Anand et al. ont retrouvé, par mesures hémodynamiques invasives et évaluation de la masse hydro sodée et du volume plasmatique, une augmentation du volume liquidien extra cellulaire associé à une diminution des RVS (et non une vasoconstriction) et une élévation du DC, sans élévation de la pression capillaire ni de la PAP moyenne, chez 4 patients congestifs non traités. Le taux d' « endothelin derived growth factor » était élevé, par levée d'inhibition en lien avec l'anémie. [39]

Westebrink et al. ont mesuré le volume extra cellulaire chez 97 patients en IC (FEVG < 45%). Les patients anémiques avaient un volume significativement plus élevé (0.29 +/- 0.4 l/kg) comparés aux non anémiques (0.25 +/- 0.5 l/kg) (p=0.015). [34]

IMPACT SUR LA MASSE VENTRICULAIRE GAUCHE

Plusieurs travaux, portant principalement sur des patients insuffisants rénaux chroniques et/ou hémodialysés, ont retrouvé une relation inverse entre le taux d'hémoglobine et la masse ventriculaire gauche.

Ceux-ci ont retrouvé une diminution significative de la MVG avec la correction de l'anémie par substitution en EPO. [40, 41]

Anand et al., ont évalué la MVG en IRM chez 69 patients en IC, à l'inclusion et à 24 semaines. Les sujets dont le taux d'Hb diminuait ou restait stable voyaient leur MVG augmenter significativement. A l'inverse, pou ceux dont le taux d'Hb augmentait, la MVG régressait de 7.5 g/m2 (+/- 12.1) (p=0.0008) [26]

Pour Moretta et al., dans une étude portant sur 298 patients en dialyse péritonéale, l'anémie était un facteur prédictif indépendant d'HVG (OR= 4.06, p< 0.001) [42]

A l'inverse, Roger et al., et Parfrey et al., n'ont pas retrouvé cette corrélation. [43, 44]

b. CONSEQUENCES SUR LA PHYSIOLOGIE A L'EXERCICE

L'hémoglobine est un déterminant majeur de la quantité d'oxygène délivrée aux muscles squelettiques durant l'exercice.

Il existe une corrélation linéaire entre le taux d'hémoglobine et le pic de VO2, comme en témoigne l'équation de Fick :

SvO2 = SaO2 – VO2 / (IC * Hb * 1.34) donc VO2= (SaO2 - SvO2) * (IC * Hb * 1.34)

Cette corrélation a été montrée chez l'insuffisant cardiaque anémique (Hb< 13 g/dl). [45]

L'anémie engendre donc une diminution des capacités fonctionnelles. Chez l'insuffisant cardiaque, celles-ci s'abaissent pour un degré modéré d'anémie, puisque ses réserves fonctionnelles sont déjà physiologiquement abaissées.

Horwich et al. retrouvaient, chez 1061 sujets en IC sévère (FEVG ≤ 40%, stade NYHA ≥ 3), un pic de VO2 significativement inférieur chez les patients ayant un taux d'Hb < 12.3 et < 13.6 g/dl (12.8 ml/kg/min et 12.4 ml/kg/min respectivement versus 13.8 ml/kg/min si Hb> 13.6 g/dl) [46]

Chez 209 patients anémiques, Listerman et al. retrouvaient, par rapport aux sujets non anémiques, une altération significative du pic de VO2 (11.7 +/- 3.3 versus 13.4 +/- 3.1 ml/kg/min ; p=0.01), de la SvO2 de repos (58 +/- 10% versus 62 +/- 8%, p< 0.01), associée à une augmentation de la pression capillaire à l'effort (27 +/- 9 mmHg versus 24 +/- 10 mmHg, p=0.04). [47]

c. AUTRES

Une relation significative a également été montrée entre la correction de l'anémie, la diminution de l'index apnée-hypopnée et l'amélioration de la SAO2 minimum chez des patients insuffisants cardiaques présentant un syndrome des apnées du sommeil. [48]

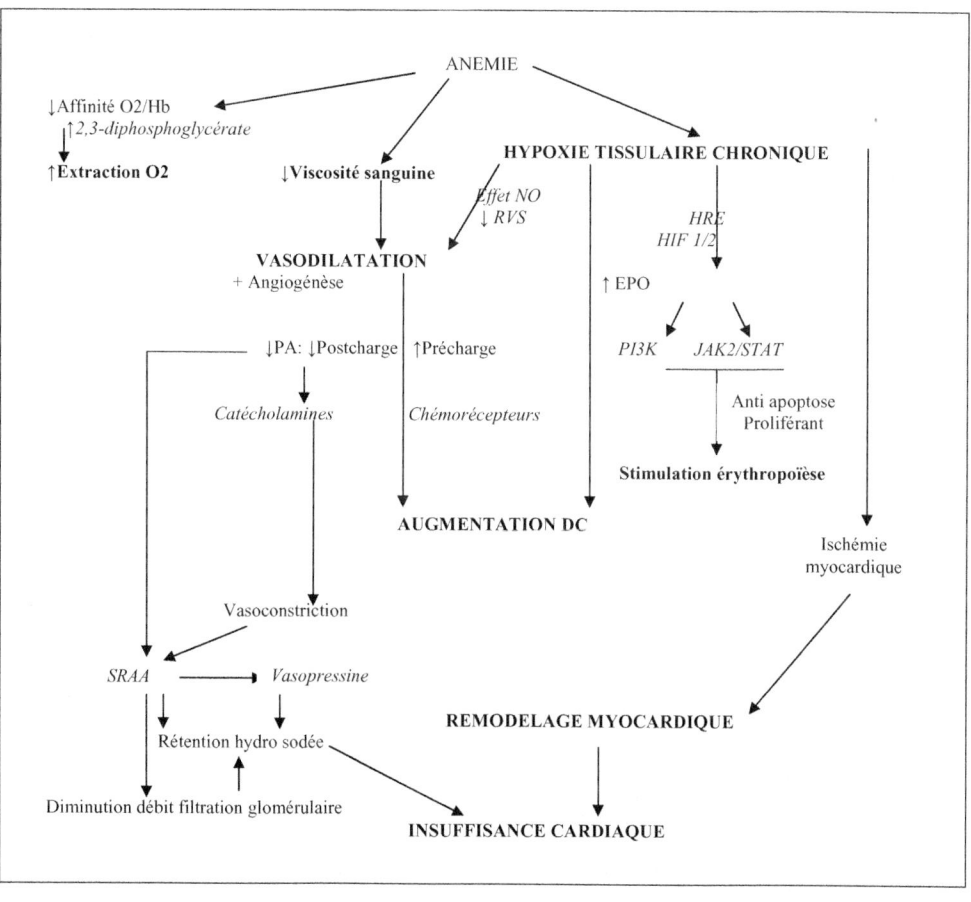

ANEMIE

↓Affinité O2/Hb
↑2,3-diphosphoglycérate

↑Extraction O2   ↓Viscosité sanguine   HYPOXIE TISSULAIRE CHRONIQUE

                                        Effet NO
                                        ↓ RVS   HRE
                                                                          HIF 1/2
                        VASODILATATION
                        + Angiogénèse   ↑ EPO

        ↓PA: ↓Postcharge ↑Précharge   PI3K   JAK2/STAT

        Catécholamines   Chémorécepteurs   Anti apoptose
                                                                   Proliférant

                                                           Stimulation érythropoïèse

                        AUGMENTATION DC
                                                                          Ischémie
                                                                          myocardique

                Vasoconstriction

SRAA ───────▸ Vasopressine   REMODELAGE MYOCARDIQUE

        Rétention hydro sodée

Diminution débit filtration glomérulaire   INSUFFISANCE CARDIAQUE

NO: Nitric oxyde
HIF: hypoxie inducible factor
HRE: hypoxie responsive element
PI3K: phosphatidyl inositol kinase 3
JAK: janus kinase
STAT: signal transducer and activator of transcription

Schéma 4 : Conséquences cardiovasculaires de l'anémie [49-51]

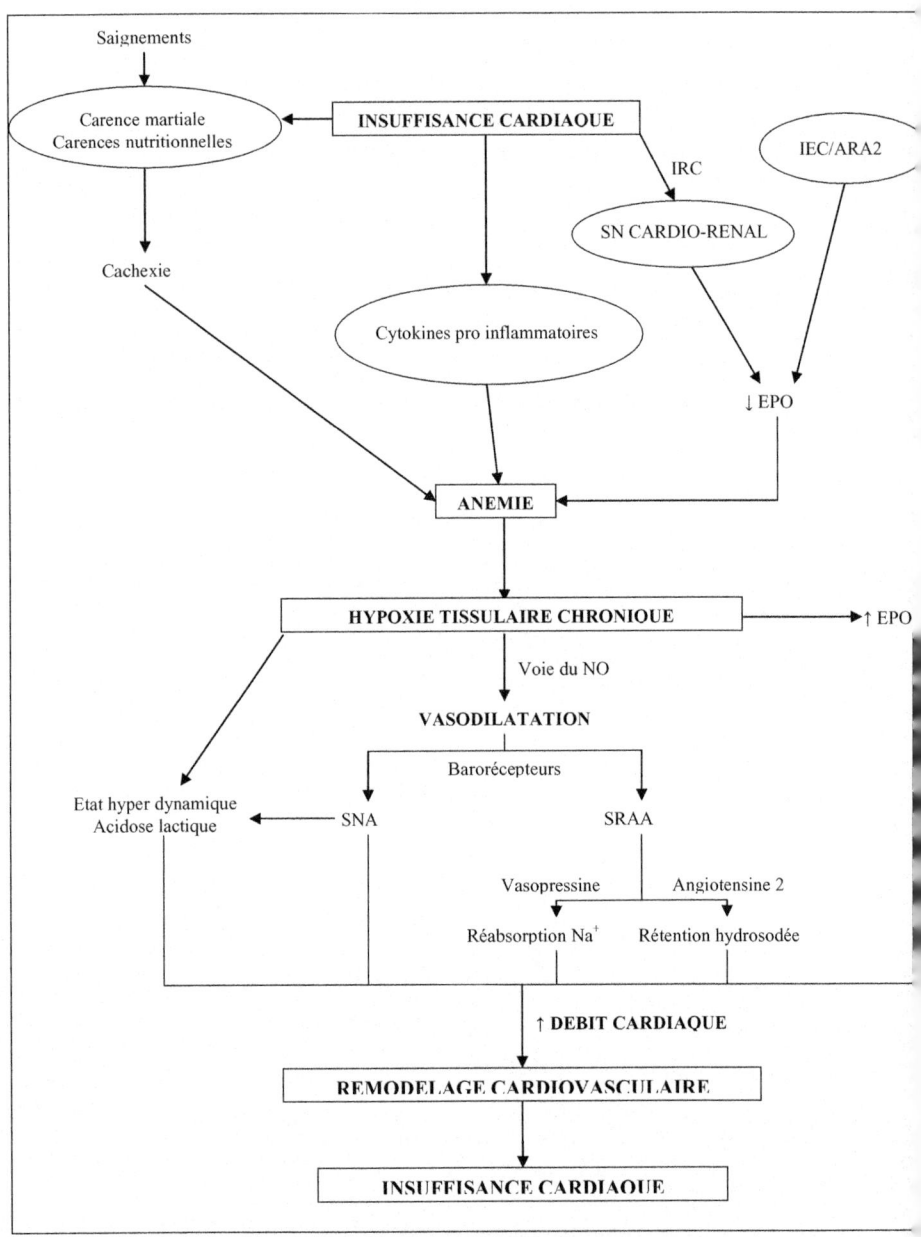

Schéma 5: Physiopathologie de l'anémie et de l'IC: genèse et conséquences

E. THERAPEUTIQUES DE L'ANEMIE CHEZ L'IC :

Le rôle de l'anémie dans le pronostic de l'IC est donc certain, mais les modalités de sa prise en charge ne sont pas codifiées.

Les recommandations récentes de l'ACC/AHA sur la prise en charge de l'insuffisance cardiaque mentionnent pour la première fois la nécessité de considérer l'existence d'une anémie comme facteur aggravant de l'IC. [1]
Elles reconnaissent le bénéfice suggéré par plusieurs travaux des traitements substitutifs par EPO et par fer, mais soulignent les faibles effectifs de ces études et la survenue possiblement accrue d'évènements thromboemboliques.

Plusieurs travaux ont été menés ces 10 dernières années. *[Tableau 1 et 2]*
Le traitement médical de l'IC est considéré comme optimal dans chacune des ces études.
Les effectifs sont faibles, les critères d'inclusion variables (principalement FEVG altérée), et les paramètres étudiées divers et, dans certains cas, peu objectifs ou fortement liés aux signes fonctionnels de l'anémie elle-même (score de qualité de vie, stade fonctionnel, test de marche).

L'efficacité et l'innocuité de ces traitements nécessitent donc d'être encore précisées, sur de larges effectifs.
Ainsi, pour élargir les données disponibles, deux études prospectives multicentriques randomisées sont actuellement en cours, RED-HF et IRON-HF, comparant la substitution en EPO et la substitution ferrique, respectivement, à un placebo.
On peut noter le bénéfice qu'apporterait le traitement substitutif ferrique en termes de coût.

Par ailleurs, la nécessité de définir un objectif clair en ce qui concerne le taux d'hémoglobine cible à atteindre sous traitement a été récemment pointée.
Une méta analyse, regroupant 9 essais contrôlés randomisés étudiant les effets thérapeutiques du traitement substitutif par EPO chez l'insuffisant rénal chronique (5143 sujets), a retrouvé un risque accru de mortalité toute cause (OR= 1.17 [1.01-1.35], p= 0.031), de thrombose vasculaire (OR= 1.34 [1.16-1.54], p= 0.0001) et de déséquilibre tensionnel (OR= 1.27 [1.08-1.50], p= 0.004), dans le groupe de patients dont le taux d'hémoglobine cible était le plus élevé, comparé au plus bas. [52]

A ce jour, aucun travail n'a étudié l'intérêt de la transfusion globulaire, ni le seuil d'Hb nécessaire, chez l'insuffisant cardiaque chronique anémique.

Les recommandations actuelles sur les indications de transfusion chez le sujet indemne de pathologie cardiovasculaire, proposent un seuil transfusionnel de 6 à 8 g/dl d'Hb. [53]

Une étude portant sur 78974 sujets âgés en post infarctus a montré une amélioration de la mortalité pour les sujets ayant un taux d'Ht< 30%, transfusés.[54]

Pour 838 sujets pris en charge en réanimation, le maintien du taux d'Hb entre 10 et 12 g/dl n'a pas montré de bénéfice sur la mortalité à 30 jours, comparé au maintien du taux entre 7 et 9 g/dl. [55]

La National Kidney Foundation recommande actuellement, pour les sujets porteurs d'une IC associée à une insuffisance rénale chronique (clairance< 60 ml/ min), qui présentent un taux d'Hb< 11 g/dl, une substitution en EPO et en fer, pour atteindre un taux d'Hb de 12 g/dl. [56]

	N	CRITERES D'INCLUSION	Schéma de traitement Population Objectif d'Hb	SUIVI (mois)	Hb (g/dl)	CRITERE(S)	p
Ghali et al. 2008 [57]	319	IC ≥ II FEVG ≤ 40% Hb ≤ 12.5 ≥ 9 g/dl	Darbépoïétine N= 162 Placebo N=157 Randomisé double aveugle	6	+ 1.8 (1.1-2.5)	Mortalité+ Hospitalisations : OR= 0.68 [0.43-1.03]	0.10
Parissis et al. 2008 [58]	32	IC II-III FEVG <40% Hb < 12.5 g /dl	Darbépoïétine + Fer N= 21 Fer + placebo N= 11	3	-	FEVG: F= 22 RVEF: F= 9.26 NYHA: F= 14.58 Test de marche : F= 19.92	< 0.001 0.005 0.001 < 0.001
Ponikowski et al. 2007 [59]	41	IC ≥ 2 FEVG ≤ 40% 9 ≤ Hb ≤ 12 g/dl	Darbépoïétine N= 19 Placebo N= 22 Randomisé double aveugle	6.5	+ 1.5 (0.5-2.4)	Pic VO2 : + 0.5 (-0.7-+1.7) ml/kg/min Durée exercice : +108 (-11-+228) sec Qualité de vie : ↑ pour 79%	0.40 0.075 0.01
VanVeldhuisen et al. 2007 [60]	155	IC symptomatique FEVG< 40% 9 ≤ Hb ≤ 12.5 g/dl	Darbépoïétine: fixe N=54 adaptée poids N= 56 Placebo N= 55 Randomisé double aveugle Hb= 14+/-1 g/dl	6.5	+ 1.64 (0.66-2.62) + 1.87 (0.51-3.23)	Qualité de vie ↑ : 1 questionnaire/2 Pas d'amélioration : NYHA, FEVG	0.074
Palazzuoli et al. 2007 [61]	51	IC sévère + IRC 9 ≤ Hb ≤ 12 g/dl	Beta-EPO + Fer PO N= 26 Placebo + Fer PO N= 25	12	+ 2 (1.2-2.8)	4 mois: FEVG, DTD/S VG 12 mois: ↓DTD/S VG, DTD/S VD, MVG, PAP, BNP, ↑FEVG	-
Mancini et al. 2003 [62]	26	IC≥ 3 Ht< 35% EPO< 100 mU/mL	EPO + Fer + Folates PO N= 15 Ht > 45% Placebo N= 8 Simple aveugle	2.3 +/-0.3	+ 3.3 (2.1-4.5)	Pic VO2 : 11+/-0.8: 12.7+/-2.8 ml/kg/min Qualité de vie ↑ pour 80%	< 0.05
Silverberg et al. 2001 [63]	32	IC≥ III FEVG< 40% 10.5<Hb< 11.5 g/dl	Darbépoïétine + Fer IV N= 16 Hb > 12.5 Placebo N= 16 Non aveugle	8.2 +/-2.6	+ 2.6 (1.5-3.7)	NYHA: - 42% Jour d'hospitalisation: -79% FEVG: + 5.5%	< 0.0001
Silverberg et al. 2000 [64]	26	IC> III réfractaire FEVG< 35%	Darbépoïétine + Fer IV Non contrôlé	7.2 +/-5.5	+ 1.94 (0.73-3.15)	Hospitalisations : - 92% NYHA : - 27%	< 0.05

Hb< 12 g/dl	Hb> 12 g/dl

	N	Critères d'inclusion	Schéma de traitement Population Objectif	Durée (mois)	Hb (g/dl)	Critères	p
Okonko et al. 2008 [65] (FERRIC-HF)	35	Ferritine < 100 ng/ml 100< Ferritine< 300 + CST< 20%	200 mg/semaine Ferritine > 500 ng/ml Puis 200 mg/mois Hb< 12.5 g/dl 12.5 < Hb < 14.5 g/dl	4	+ 0.1 (-0.8-0.9) (p= 0.9)	NYHA -0.6 Hb< 12.5 : Pic VO2 +3.9 ml/kg/min	0.007 0.01
Toblli et al. 2007 [66]	40	FEVG < 35% Hb < 12.5 g/dl CST< 20% Ferritine< 100 ng/ ml Cl< 90 ml/min	Fer IV 200 mg/sem N= 20 Placebo N= 20 5 semaines	6	-	NTproBNP - 333 CRP – 4.2 ↑Qualité de vie ↑Test de marche FEVG +6.9% Hosp° : 0 vs 25%	< 0.01
Bolger et al. 2006 [67]	16	IC II-III FEVG 26+/-13% Hb < 12 g/dl	Fer IV 12 jours	3	+ 1.4 (0.2-2.6)	NYHA II 100% ↑Qualité de vie ↑Test de marche	0.02 0.02

Tableau 2: Bénéfice du traitement substitutif ferrique dans l'IC

36

Tableau 1: Bénéfice du traitement substitutif par EPO dans l'IC

III. VALEUR PRONOSTIQUE DE L'ANEMIE DANS L'INSUFFISANCE CARDIAQUE CHRONIQUE: A PROPOS DE 139 PATIENTS SUIVIS EN RESEAU

A. BUT DE L'ETUDE

Nous avons cherché à établir le lien entre le taux d'hémoglobine et la mortalité cardiovasculaire, chez les patients en insuffisance cardiaque, quelle que soit la cardiopathie, sa sévérité ou sa stabilité, suivis au sein d'un réseau ville-hôpital d'aide aux insuffisants cardiaques.

Deux critères secondaires sont également étudiés, la première hospitalisation pour cause cardiovasculaire, et un critère composite, le premier évènement cardiovasculaire, hospitalisation pou cause cardiovasculaire ou décès.

B. METHODOLOGIE

Le RADIC est un réseau « ville-hôpital », créé en 2004 au sein du département médico-chirurgical du CHU de Poitiers.

Sa fonction principale est le suivi des patients en insuffisance cardiaque, résidant dans le département de la Vienne. Il intervient auprès de ces patients en ambulatoire et lors des hospitalisations pour insuffisance cardiaque.

Son objectif est, par le suivi clinique et biologique, de réduire le nombre et la sévérité des décompensations, et donc, la mortalité et les hospitalisations, et ainsi d'améliorer la qualité de vie des sujets en insuffisance cardiaque chronique.

Cette structure s'est ainsi dotée d'une base de données informatisée qui comporte les informations détaillées, cliniques, biologiques et échographiques, de chacun des patients.

Cette base est mise à jour lors de chacune des consultations médicales de contrôle, des hospitalisations, mais également grâce à un suivi téléphonique régulier.

Les sujets sont principalement inclus au sein du réseau à la sortie d'une hospitalisation pour décompensation cardiaque.

A l'heure actuelle, 300 patients sont inclus dans le réseau.

a. INCLUSION DES SUJETS

Nous avons inclus tous les sujets, suivis de façon régulière au sein du réseau, et pour lesquels les données cliniques et biologiques étudiées étaient disponibles depuis l'inclusion.

b. RECUEIL DES DONNEES

Dans notre travail, les données cliniques, échographiques et biologiques ont principalement été recueillies rétrospectivement au sein de cette base, et de la base de données informatique des laboratoires d'analyse biologique du CHU.

Enfin, un recueil téléphonique auprès des patients, de leur médecin traitant et des laboratoires d'analyse de biologie médicale ambulatoires a permis d'obtenir les données manquantes.

Outre les caractéristiques démographiques, l'étiologie de la cardiopathie, les comorbidités, l'existence d'un diabète, la valeur de la FEVG échographique, le poids, le stade NYHA, le taux d'hémoglobine, de créatinine, de BNP ou NT-proBNP et les thérapeutiques médicamenteuses de l'insuffisance cardiaque et anti thrombotiques, ont été recueillies à l'inclusion au RADIC.

Le poids, le stade NYHA, les hospitalisations ou évènements cardiovasculaires, le taux d'hémoglobine, de créatinine, de BNP ou NT-proBNP et les thérapeutiques ont été recueillies à 6 mois, 1 an, 2 et 3 ou 4 ans de l'inclusion.

c. DEFINITION DES DONNEES

• L'anémie a été définie selon les critères de l'OMS : Hb< 13 g/dl chez l'homme, et Hb< 12 g/dl chez la femme.

• La valeur de la FEVG retenue était celle mesurée en échocardiographie trans thoracique, par la méthode de Simpson biplan, à l'inclusion au sein du réseau.

• Nous avons utilisé la classification de la New York Heart Association, la plus communément utilisée, pour définir le degré de sévérité fonctionnelle de l'IC, définie comme suit : [68]

Classe I : Pas de limitation de l'activité physique ordinaire : l'exercice physique normal ne provoque ni fatigue indue, ni dyspnée, ni palpitations

Classe II : Limitation modeste de l'activité physique ordinaire : patient asymptomatique au repos, mais l'activité physique ordinaire entraîne des symptômes

Classe III : Réduction marquée de l'activité physique ordinaire : patient asymptomatique au repos mais un effort modeste entraîne des symptômes

Classe IV : Impossibilité de poursuivre une activité physique sans gêne : patient symptomatique même au repos et gêne accrue par toute activité physique

- Les sujets ayant une clairance de la créatinine< 60 ml/min ont été retenus comme insuffisants rénaux. La clairance était estimée par la formule de Cockcroft et Gault (Cl= [(140-âge)*poids (kg)]/créatininémie (µM)]* 1.02 (femme) ou 1.23 (homme)).

- Les taux de BNP et NT-proBNP à chaque palier du suivi ont été recueillis quantitativement, puis analysés en 2 groupes de valeurs, de façon à pouvoir analyser statistiquement leurs variations inter et intra individuelles.

Au sein du laboratoire d'analyses biologiques du CHU de Poitiers, le BNP et Nt-proBNP sont dosés par méthode immunoenzymatique.

Les seuils utilisés pour le diagnostic d'IC sont :

BNP (pg/ml) : < 400

NT-proBNP (pg/ml) : < 450 (sujets< 50 ans)

< 900 (sujets de 50 à 75 ans)

< 1800 (sujets> 75 ans)

Les deux groupes de valeurs utilisés pour le suivi des taux ont donc été : ≤ ou > à ces seuils.

- Les thérapeutiques de l'insuffisance cardiaque ont été colligées : inhibiteurs de l'enzyme de conversion de l'angiotensine (IEC), anti-récepteurs de l'angiotensine 2 (ARA2), bétabloquants, diurétiques (de l'anse, thiazidiques), spironolactone, ainsi que les thérapeutiques anti-thrombotiques : anticoagulants oraux (AVK), antiagrégants plaquettaires (AAP).

Nous avons défini un critère « traitement optimal »: IEC ou ARA 2 + béta bloquant + diurétique de l'anse + spironolactone, et décliné ensuite 4 groupes : 4/4 ; 3/4; 2/4 ; 1/4.

d. ANALYSE STATISTIQUE

DESCRIPTION ET COMPARAISON DES SUJETS

La population est répartie en deux groupes selon le statut anémique ou non anémique à l'inclusion.

Les caractéristiques démographiques sont présentées en valeurs absolues et relatives, ou en valeurs moyennes et/ou médianes avec leur déviation standard.

Afin de comparer les caractéristiques des patients anémiques et les patients non anémiques, le test t de Student a été utilisé pour les variables continues et le test du chi-deux ou de Fisher a été utilisé pour les variables catégorielles.

ANALYSE DE SURVIE

Nous avons défini 3 types de variable de survie :

- La survie cardio-vasculaire correspondant à la période entre l'inclusion et :
  - la date de décès pour les décès pour une cause cardio-vasculaire (événement) ;
  - ou la date de fin du suivi pour les patients vivants à la fin du suivi (censure) ;
  - ou la date de décès pour les décès pour une autre cause (censure).
- La « survie » sans hospitalisation correspondant à la période entre l'inclusion et :
  - la date de 1ère hospitalisation pour motif cardio-vasculaire (événement)
  - ou la date de fin de suivi pour les patients jamais hospitalisés à la fin du suivi (censure)
  - ou la date de décès pour les patients décédés sans hospitalisation antérieure (censure).
- La survie sans événement cardio-vasculaire (hospitalisation ou décès cardio-vasculaire) correspondant à la période entre l'inclusion et :
  - la date de 1ère hospitalisation pour motif cardio-vasculaire (événement)
  - ou la date de décès pour les décès pour une cause cardio-vasculaire (événement)
  - ou la date de fin de suivi pour les patients vivants jamais hospitalisés à la fin du suivi (censure)
  - ou la date de décès pour les décès pour une autre cause (censure).

Les analyses univariées pour ces trois types de survie ont été réalisées par la méthode de Kaplan-Meier et les comparaisons ont été faites par le test du Log-Rank.

Les analyses multivariées ont été réalisées à l'aide de modèles de régression de Cox pour établir le risque relatif d'événement lié à chaque variable.

Le modèle initial d'analyse multivariée incluait l'âge, le score NYHA et l'insuffisance rénale ainsi que les variables dont le risque était lié avec un p< 0,2 en analyse univariée.

Puis une stratégie de sélection des variables a été réalisée par méthode pas à pas descendante en vérifiant l'absence de confusion à chaque étape en conservant l'âge, le score NYHA et l'insuffisance rénale en raison de leur impact connu sur la survie. Les interactions de 1er ordre ont été recherchées au sein du modèle final et l'hypothèse de risque proportionnel a été vérifiée en testant l'interaction avec le temps pour chacune des variables du modèle final.

Les résultats des analyses de survie sont présentés sous forme de risques relatifs (Hazard Ratio : HR) avec leur intervalle de confiance à 95%. Le seuil de significativité statistique retenu est une valeur de $p < 0.05$.

L'ensemble des analyses statistiques a été réalisé à l'aide du logiciel SAS v.9.1.

C. RESULTATS

a. CARACTERISTIQUES DEMOGRAPHIQUES

Nous avons analysé les données de 139 sujets en IC inclus au sein du RADIC. *[Tableau 3]*

L'âge moyen est de 72 ans dans les deux groupes.

26% des sujets ont moins de 65 ans, 18% entre 65 et 74 ans, 45% entre 75 et 84 ans, et 11%, plus de 85 ans.

65% sont des hommes, ce qui est similaire dans les deux groupes.

L'étiologie de la cardiopathie causale est ischémique dans 60% des cas, 64% des cas chez les sujets anémiques, et valvulaire dans 21% des cas, 25% chez les sujets anémiques, mais la différence n'est pas significative.

Un quart des patients ont une fonction systolique VG préservée, dans les 2 groupes.

Dans le groupe anémique, 36% ont une FEVG< 35%, contre 46% dans le groupe non anémique, mais la différence n'est pas significative.

La proportion de sujets porteurs de stimulateur triple chambre est similaire, celle de porteurs de DAI est 3 fois plus élevée dans le groupe non anémique, mais la différence est à la limite de la significativité.

Les sujets anémiques sont plus souvent diabétiques et porteurs de pathologies à risque hémorragique (digestive principalement).

La proportion d'insuffisants rénaux chroniques, de porteurs d'une maladie respiratoire chronique ou d'une hépatopathie est plus élevée chez les sujets anémiques, mais cette différence n'est pas significative.

Par contre, la proportion de sujets atteins d'une néoplasie, d'une dysthyroïdie, éthyliques ou obèses est similaire entre les deux groupes.

Outre le diabète et l'insuffisance rénale, 94% des sujets anémiques sont porteurs de comorbidités, contre 66% des sujets non anémiques.

		Total	Hb normale (%)	Anémie (%)	p	
N		139	70 (50)	69 (50)	-	
Age moyen Médiane (min-max)		72 +/- 12 76 (33-94)	71 +/- 15 77 (33-94)	73 +/-10 75 (52-89)	0.54	
Sexe masculin		91 (65)	46 (66)	45 (65)	0.95	
CARDIOPATHIE	CMI [1]	83 (60)	39 (56)	44 (64)	0.33	
	HTA [2]	23 (16)	14 (20)	9 (13)	0.26	
	Valvulaire	30 (21)	13 (19)	17 (25)	0.38	
	Rythmique	5 (3)	4 (6)	1 (1)	0.18	
	Toxique	9 (6)	5 (7)	4 (6)	0.74	
	CMD [3]	7 (5)	4 (6)	3 (4)	0.71	
	CMH [4]	2 (1)	0 (0)	2 (3)	0.15	
	Congénitale [5]	3 (2)	3 (4)	0 (0)	0.08	
	Autres	4 (3)	3 (4)	1 (1)	0.31	
FEVG	<35%	57 (41)	32 (46)	25 (36)	0.52	
	35-50%	47 (34)	22 (31)	25 (36)		
	>50%	35 (25)	16 (23)	19 (28)		
NYHA	I	7 (5)	4 (6) / 35	3 (4) / 22	0.07	0.02
	II	50 (37)	31(45) / (51)	19(28) / (32)		
	III	65 (48)	25(37) / 33	40(59) / 46		
	IV	14 (10)	8 (12) / (49)	6 (9) / (68)		
DAI [6]		12 (9)	9 (13)	3 (4)	0.07	
PM 3 C [7]		5 (4)	3 (4)	2 (3)	0.66	
COMORBIDITES	Diabète	55 (40)	21 (30)	34 (49)	**0.02**	
	Néoplasie	29 (21)	13 (19)	16 (23)	0.50	
	Ins. Rénale	86 (62)	41 (59)	45 (65)	0.42	
	Hémorragiques	23 (16)	7 (10)	16 (23)	**0.04**	
	Respiratoires	23 (16)	9 (13)	14 (20)	0.23	
	Dysthyroïdies	9 (6)	5 (7)	4 (6)	0.25	
	Hépatopathies	6 (4)	1 (1)	5 (7)	0.09	
	Ethylisme	5 (4)	2 (3)	3 (4)	0.31	
	Obésité	6 (4)	3 (4)	3 (4)	0.31	
	Autres	11 (8)	6 (9)	5 (7)	0.77	
CREATININEMIE (µM)		122+/- 48	110+/- 39	133+/- 53	**0.005**	
CL CREATININE (ml/min/1.73m^2)		57+/-28	59+/-29	54+/-27	0.37	
BNP/NT-ProBNP	< Normale	65 (50)	33 (49)	32 (51)	0.86	
	> Normale	65 (50)	34 (51)	31 (49)		
POIDS (Kg)	Moyen	76+/- 17	72+/- 16	80+/- 18	**0.01**	

Tableau 3: Caractéristiques démographiques, cliniques et biologiques de la population

[1] CMI : Cardiopathie ischémique [2] HTA : Cardiopathie hypertensive [3] CMD : Cardiomyopathie dilatée primitive
[4] CMH : Cardiomyopathie hypertrophique
[5] 1 CAV (canal atrioventriculaire) 1 VU (ventricule unique) ; 1 AT (atrésie tricuspide)
[6] DAI : Défibrillateur automatique implantable [7] PM 3C : Stimulateur cardiaque triple chambre

b. PREVALENCE DE L'ANEMIE A L'INCLUSION

Le taux d'hémoglobine est disponible pour tous les patients à l'inclusion.

Dans notre groupe de 139 patients, 50% des sujets sont anémiques.

Le taux moyen d'Hb à l'inclusion est de 11.1+/- 1.2 g/dl dans le groupe anémique, et 13.9+/-1.3 g/dl dans le groupe non anémique.

PREVALENCE DE L'ANEMIE SELON L'AGE

Les sujets anémiques représentent 64% des moins de 65 ans, 68% des 65-74 ans, 48% des 75-84 ans et 37% des plus de 84 ans.

48% des sujets de moins de 74 ans sont anémiques, 52% des plus de 75 ans. (p= 0.19)

PREVALENCE DE L'ANEMIE SELON LA FEVG

44% des sujets ayant une FEVG< 35% sont anémiques, 53% et 54% des sujets ayant une FEVG entre 35 et 50% et >50%, respectivement (p= 0.52).

PREVALENCE DE L'ANEMIE SELON LE STADE FONCTIONNEL INITIAL

38% des sujets en stade NYHA I/II sont anémiques, contre 58% des sujets en stade NYHA III/IV (p= 0.08).

c. VARIABLES A L'INCLUSION

Les *tableaux 3 et 4* détaillent le stade NYHA, la créatininémie et sa clairance, les taux de BNP ou NT-proBNP, le poids moyen et les traitements à visée cardiovasculaire à l'inclusion.

La majorité des sujets est symptomatique (NYHA $\geq$ II). Les sujets anémiques sont, de façon significative, plus souvent en stade III/IV (68%) que les non anémiques (49%) (p= 0.02).

La valeur moyenne de la créatininémie est de 110+/-38 µM chez les sujets non anémiques, et 133+/-53µM chez les sujets anémiques.

La proportion de sujets ayant un taux de BNP ou Nt-proBNP supérieur au seuil défini est similaire chez les sujets anémiques et non anémiques (49 et 51%, respectivement, p= 0.86). *[Tableau 9-Figure 10]*

Le poids moyen est plus élevé chez les sujets anémiques.

De façon non significative, les sujets anémiques sont moins souvent sous traitement IEC et béta bloquant, mais plus souvent traités par antiagrégants plaquettaires et notamment sous biantiagrégation.

Le traitement de l'IC est considéré comme « optimal », comme nous l'avons défini précédemment (4/4 ou 3/4 des thérapeutiques de l'IC), pour 66% de la population totale, et cette proportion est similaire dans les deux groupes.

d. DUREE DU SUIVI

La durée moyenne du suivi est de 24+/- 15 mois dans le groupe de sujets non anémiques, 28+/-14 mois dans le groupe de sujets anémiques.

La répartition des dates d'inclusion est homogène (25% pour chaque année).

e. EVOLUTION DU TAUX D'HB

Le taux moyen d'Hb s'abaisse durant le suivi chez les sujets non anémiques (13.9+/-1.3 à l'inclusion versus 11.6+/-3.6 g/dl à 3 ou 4 ans), mais reste stable chez les sujets anémiques (11.1+/-1.2 à l'inclusion versus 10.8+/-3.4 g/dl à 3 ou 4 ans). *[Figure 2]*

Cette différence est significative, sauf pour l'évaluation à 3 ou 4 ans.

		Total	Hb Normale (%)	Anémiques (%)	p
IEC [1]		102 (77)	58 (83)	49 (71)	0.09
ARA2 [2]		22 (16)	11 (16)	11 (16)	0.97
Béta bloquants		99 (71)	52 (74)	47 (68)	0.42
Diurétiques	Furosémide Moyenne	68 +/- 73	68 +/- 88	66 +/- 54	0.86
	Furosémide Médiane	40 (0-625)	40 (0-625)	60 (0-250)	
	Bumétanide 5 mg	4 (3)	2 (3)	2 (3)	0.98
	Hydrochlorothiazide	4 (3)	3 (4)	1 (1)	0.31
	Spironolactone	33 (24)	17 (24)	16 (23)	0.87
Traitement optimal [3]	1/4	5 (4)	2 (3)	3 (4)	0.54
	2/4	41 (30)	20 (29)	21 (30)	
	3/4	73 (52)	35 (50)	38 (55)	
	4/4	20 (14)	13 (19)	7 (10)	
AVK [4]		84 (60)	45 (64)	39 (57)	0.34
AAP [5]		84 (60)	39 (56)	45 (65)	0.25
Bi anti agrégation		13 (9)	5 (7)	8 (11)	0.36

Tableau 4: Traitements cardiovasculaires de la population totale, des sujets anémiques et non anémiques

(1) IEC : Inhibiteurs de l'enzyme de conversion (2) ARA2 : Anti récepteurs de l'aldostérone
(3) IEC/ARA2+ B+ spironolactone + diurétique de l'anse
(4) AVK : Anti vitamine K (5) AAP : Antiagrégants plaquettaires

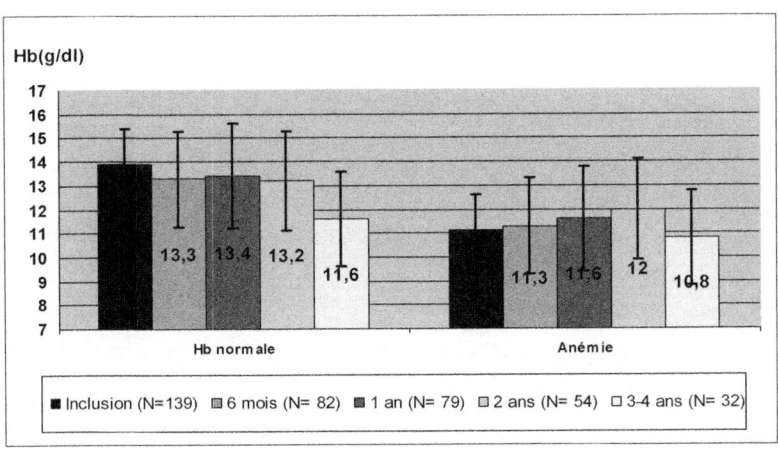

Figure 2 : Evolution du taux d'Hb moyen au cours du suivi dans les deux populations
p< 0.0001 à l'inclusion, à 6 mois et 1 an, p= 0.009 à 2 ans, p= NS à 3 ou 4 ans.

f. MORTALITE CARDIOVASCULAIRE

MORTALITE SELON LE TAUX D'HEMOGLOBINE A L'INCLUSION

27% des sujets inclus depuis 2004 sont décédés. 37% étaient anémiques à l'inclusion, 63% non.
La mortalité totale des sujets anémiques est de 20%, contre 34% pour les sujets non anémiques,
mais la différence n'est pas significative (p= 0.06).

La mortalité d'origine cardiovasculaire est de 26% (soit 96% de la mortalité totale), et concerne
19% des sujets anémiques, contre 33% des sujets non anémiques, différence significative (p=
0.04). *[Figure 3]*

En analyse multi variée, après ajustement aux variables associées à la mortalité (p< 0.2), le
risque relatif de mortalité cardiovasculaire liée à l'anémie est de 0.45 [0.20-0.84] (p= 0.014)

MORTALITE LIEE AUX AUTRES VARIABLES

En analyse uni variée, seule la coexistence d'une pathologie potentiellement hémorragique (p=
0.05), montre une association significative avec la mortalité cardiovasculaire.

L'âge > 75 ans *[Figure 4]* et l'insuffisance rénale *[Figure 5]* ont tendance à être associés avec un
surcroît de risque, bien que la différence mise en évidence ne soit pas significative (p= 0.07 et p=
0.14, respectivement.

Lorsque l'âge est analysé comme une variable continue, cette tendance se confirme (HR= 1.02/
an), mais reste non significative (p= 0.20).

Il en est de même pour la créatininémie (HR= 1.06/ 10µM créatininémie, p= 0.06).

Le sexe, l'étiologie de la cardiopathie, les différentes comorbidités associées et le diabète, la
FEVG, le stade NYHA, le traitement cardiovasculaire, l'évolution du poids (en variable
continue) et celle du taux de BNP ou NT-proBNP, ne sont pas associés à la mortalité de façon
significative.

En analyse multi variée, aucune autre variable n'est associée de façon significative avec le risque
de mortalité cardiovasculaire.

MORTALITE LIEE A L'ANEMIE DANS LES SOUS GROUPES

Chez les hommes d'une part et les femmes d'autre part, il n'y a pas de différence significative de survie cardiovasculaire liée à l'anémie (Hommes : 10 versus 18% de décès cardiovasculaires, p= 0.08 ; Femmes : 15 versus 8%, p= 0.25). *[Tableau 5]*

Chez les sujets ayant une FEVG> 35%, la mortalité cardiovasculaire est similaire dans les deux groupes (13 versus 15%, p= 0.36). La différence est mise en évidence lorsque l'on considère les sujets ayant une FEVG< 35% (3 versus 19%, p= 0.03). *[Tableau 6]*

g. HOSPITALISATION POUR CAUSE CARDIOVASCULAIRE

60% des sujets anémiques sont hospitalisés pour une cause cardiovasculaire durant le suivi, contre 46% des sujets non anémiques (p=0.10).

En analyse uni variée, la survie sans hospitalisation cardiovasculaire des sujets anémiques est supérieure, mais cette différence n'est pas significative (p=0.10). *[Figure 6]*

Lorsque l'Hb est analysée en variable continue, le résultat est similaire (HR= 0.98, p= 0.74).)

La survie sans hospitalisation est significativement moindre pour les sujets porteurs d'une cardiopathie ischémique (p= 0.04) et pour les sujets âgés de plus de 75 ans (p= 0.02).

En analyse multi variée, l'excès de risque lié à l'anémie n'est pas significatif (HR= 1.41 [0.87-2.30], p= 0.16).

Il en est de même pour l'insuffisance rénale et le stade NYHA.

h. PREMIER EVENEMENT CARDIOVASCULAIRE

En analyse uni variée, la survie sans évènement cardiovasculaire est moindre chez les sujets anémiques, mais cette différence n'est pas significative (p= 0.16). [*Figure 7]*

Lorsque l'Hb est analysée en variable continue, le résultat est similaire (HR= 1.004, p= 0.93).

La différence n'est significative que pour l'âge (survie sans évènement cardiovasculaire inférieure pour les sujets> 75 ans, p= 0.05).

La différence est à la limite de la significativité pour les sujets porteurs de cardiopathie ischémique (p= 0.08).

La créatininémie, analysée en variable continue, montre une différence significative minime (HR= 1.06 pour $10\mu M$ de créatininémie, p= 0.02).

Après ajustement, l'excès de risque lié à l'anémie n'est pas significatif (OR= 1.35 [0.86-2.11], p= 0.19).

L'âge, l'insuffisance rénale et le stade NYHA ne sont pas associées à la survie sans évènement cardiovasculaire de façon indépendante.

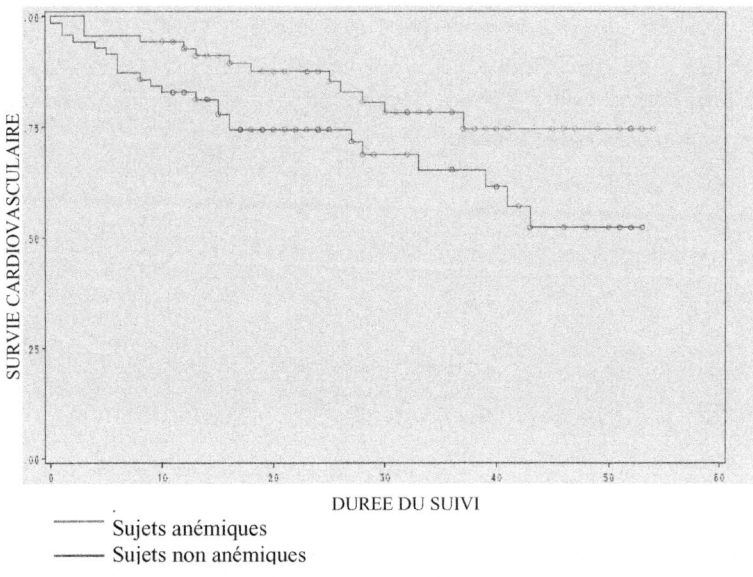

Sujets anémiques
Sujets non anémiques

Figure 3 : Survie cardiovasculaire de la population en analyse univariée selon le statut anémique ou non anémique (p= 0.04).

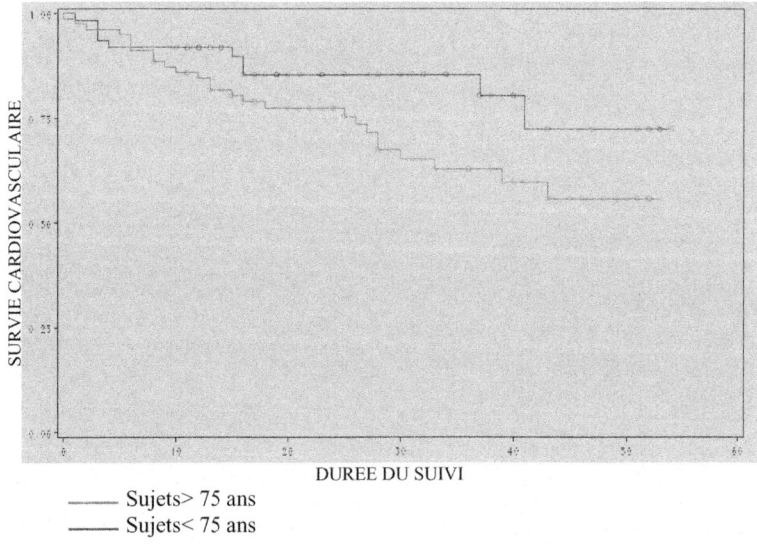

Sujets> 75 ans
Sujets< 75 ans

Figure 4: Survie cardiovasculaire de la population en analyse uni variée selon l'âge : < 75 ans ou > 75 ans (p=0.07).

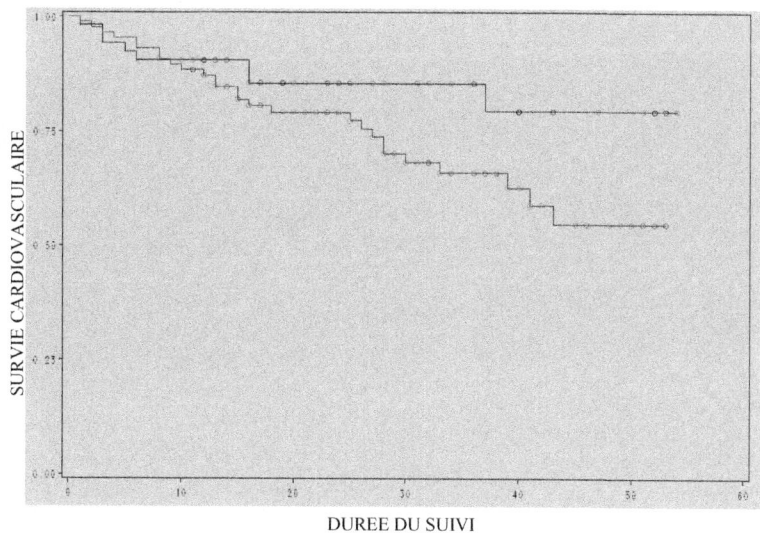

DUREE DU SUIVI

—————Sujets insuffisants rénaux
———Sujets non insuffisants rénaux

Figure 5: Survie cardiovasculaire de la population en analyse uni variée selon le statut insuffisant rénal ou non (p= 0.14).

Sous-groupe	Hb normale (%)	Anémie (%)	p
Hommes N= 91	16 (18)	9 (10)	0.08
Femmes N= 48	7 (15)	4 (8)4	0.25

Tableau 5 : Mortalité cardiovasculaire selon le sexe

Sous-groupe	Hb normale (%)	Anémie (%)	p
FEVG< 35% N= 57	11 (19)	2 (3)	**0.03**
FEVG> 35% N= 82	12 (15)	11 (13)	0.36

Tableau 6 : Mortalité cardiovasculaire selon la FEVG

53

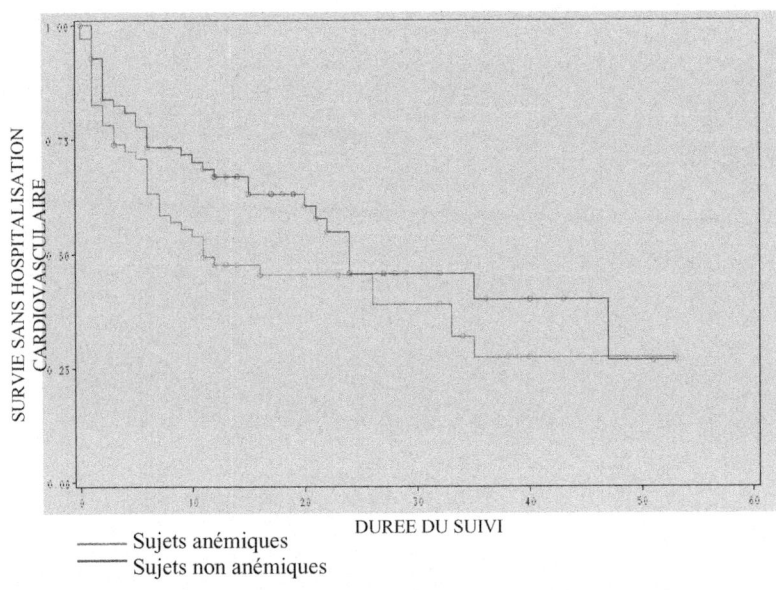

SURVIE SANS HOSPITALISATION CARDIOVASCULAIRE

DUREE DU SUIVI

——— Sujets anémiques
——— Sujets non anémiques

Figure 6 : Survie sans hospitalisation cardiovasculaire de la population en analyse univariée selon le statut anémique ou non anémique (p= 0.10).

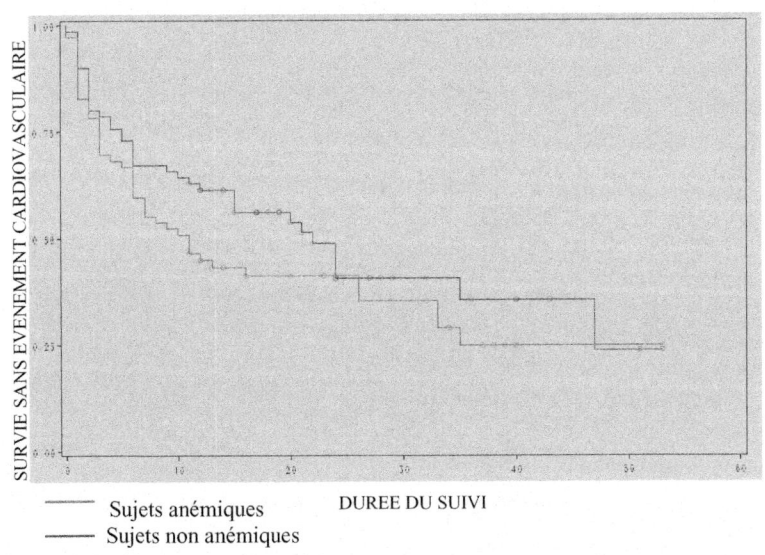

SURVIE SANS EVENEMENT CARDIOVASCULAIRE

DUREE DU SUIVI

——— Sujets anémiques
——— Sujets non anémiques

Figure 7 : Survie sans évènements cardiovasculaires (décès ou 1ère hospitalisation cardiovasculaires) de la population en analyse univariée selon le statut anémique ou non anémique (p= 0.16).

i. EVOLUTION DU STADE FONCTIONNEL

A 6 mois et 1 an, les sujets anémiques sont plus souvent en stade III/IV (53% et 57%), que les sujets non anémiques (33% et 30%) (p= 0.04 et 0.009, respectivement). *[Tableaux 7-8, Figures 8-9]*

Cette différence se maintient à long terme (2 et 3 ou 4 ans), mais de façon non significative.

La proportion de sujets anémiques en stade III/IV reste similaire, celle de sujets non anémiques diminuent.

j. EVOLUTION DU TAUX DE BNP

A 6 mois et 1 an, les sujets anémiques ont plus souvent un taux de BNP ou NT-proBNP supérieur au seuil défini dans notre travail, mais cette différence n'est pas significative. *[Tableau 9, Figure 10]*

A 2 et 3 ou 4 ans, la tendance s'inverse, sans que cette différence ne soit non plus significative.

k. EVOLUTION DU POIDS

Le poids moyen des sujets non anémiques reste stable, celui des sujets anémiques augmente.

Cette différence est significative pour l'évaluation à 6 mois et 1 an (p= 0.01 et 0.02), mais plus à 2 et 3 ou 4 ans (p= 0.14 et 0.55). *[Figure 11]*

l. EVOLUTION DE LA CREATININEMIE

La créatininémie moyenne reste stable durant le suivi dans les deux groupes.

La différence initiale entre les deux groupes se maintient à 6 mois et 1 an (p= 0.05 et 0.008). *[Figure 12]*

Les résultats à 2 et 3 ou 4 ans ne sont pas significatifs.

m. EVOLUTION DES THERAPEUTIQUES DE L'IC

Le traitement IEC reste largement prescrit au cours des années de suivi, la différence entre les sujets anémiques et non anémiques se maintenant (> 80% versus 65%) de façon significative (p= 0.03 à 6 mois et 0.01 à 1an) *[Tableau 10]*.

Il n'y a pas de différence significative mise en évidence pour les autres thérapeutiques cardiovasculaires, bien que le double des sujets anémiques soient sous biantiagrégation, sans que cette différence soit significative (p= 0.18, 0.52 et 0.07 à 6 mois, 1 et 2 ans).

Les différences d'évolution des doses moyennes de furosémide durant le suivi ne sont pas significatives. *[Figure 13]*

Stade NYHA	6 mois Hb normale (%)		Anémiques (%)		p		1 an Hb normale (%)		Anémiques (%)		p	
I	9 (17)	36 (67)	5 (9)	25 (47)	0.01	0.04	10 (22)	32 (70)	5 (11)	20 (43)	0.02	0.009
II	27 (50)		20 (38)				22 (48)		15 (32)			
III	11 (20)	18 (33)	26 (49)	28 (53)			11 (24)	14 (30)	26 (55)	27 (57)		
IV	7 (13)		2 (4)				3 (6)		1 (2)			

Tableau 7 : Stade fonctionnel NYHA des sujets à 6 mois et 1 an

Stade NYHA	2 ans Hb normale (%)		Anémiques (%)		p		3 ou 4 ans Hb normale (%)		Anémiques (%)		p	
I	3 (10)	19 (63)	2 (7)	14 (50)	0.63	0.30	3 (19)	10 (63)	1 (6)	8 (47)	0.17	0.37
II	16 (53)		12 (43)				7 (44)		7 (41)			
III	8 (27)	11 (37)	12 (43)	14 (50)			1 (6)	6 (37)	6 (35)	9 (53)		
IV	3 (10)		2 (7)				5 (31)		3 (18)			

Tableau 8 : Stade fonctionnel NYHA des sujets à 2 et 3 ou 4 ans

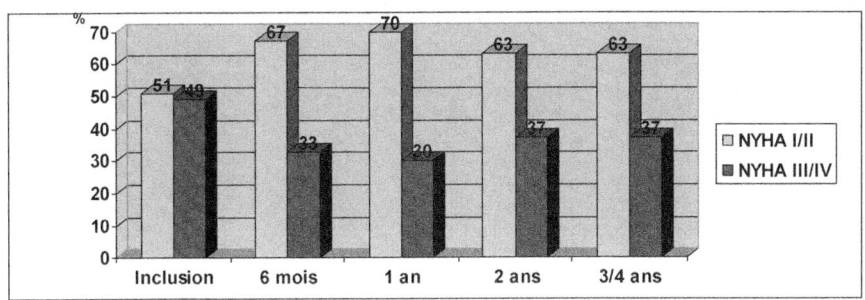

Figure 8 : Evolution de la répartition en stades NYHA chez les sujets non anémiques

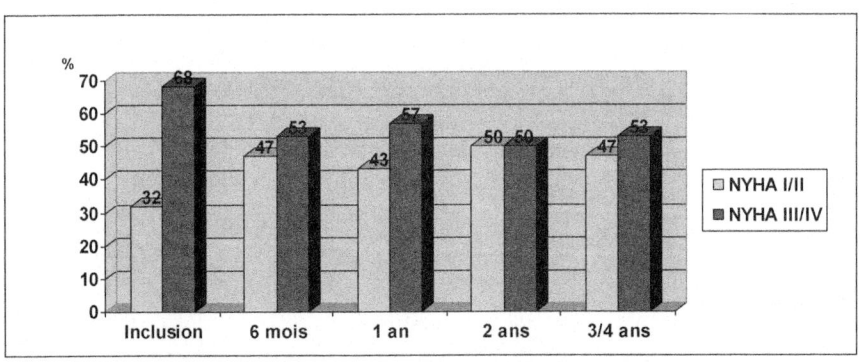

Figure 9 : Evolution de la répartition en stades NYHA chez les sujets anémiques

	Classe BNP / NT-proBNP	Inclusion (N= 130)	6 mois (N= 84)	1 an (N= 78)	2 ans (N= 51)	3 ou 4 ans (N= 23)
Hb normale (%)	< seuil	33 (49)	26 (58)	21 (58)	10 (38)	2 (18)
	> seuil	34 (51)	19 (42)	15 (42)	16 (62)	9 (82)
Anémie (%)	< seuil	32 (51)	16 (41)	22 (52)	12 (48)	7 (58)
	> seuil	31 (49)	23 (59)	20 (48)	3 (52)	5 (42)
	p	0.86	0.13	0.60	0.49	0.05

Tableau 9 : Taux de BNP ou NT-proBNP dans les deux populations durant le suivi

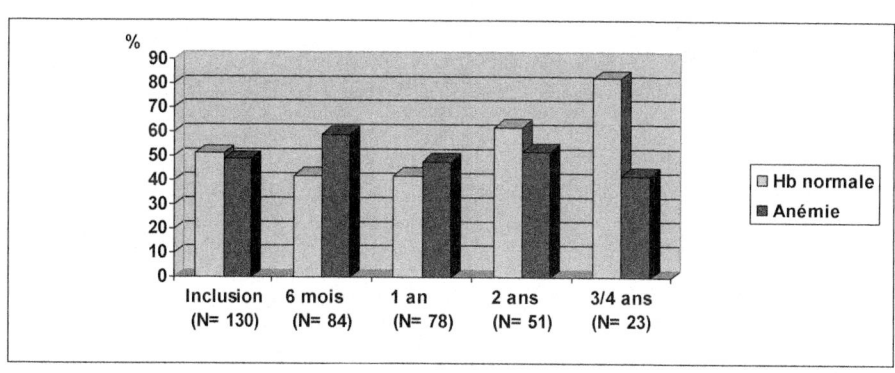

Figure 10 : Evolution de la proportion de sujets ayant un taux de BNP ou NT-proBNP> à la normale dans les deux populations.

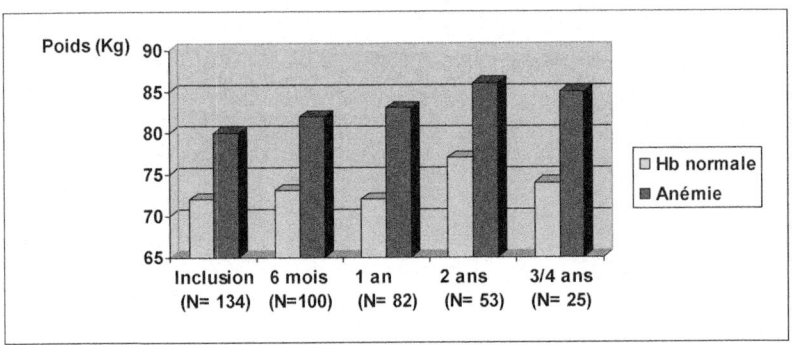

Figure 11 : Evolution du poids moyen dans les deux populations
(p= 0.01 à l'inclusion, 1 an et 2 ans, p= 0.02 à 6 mois, p= NS à 3 ou 4 ans).

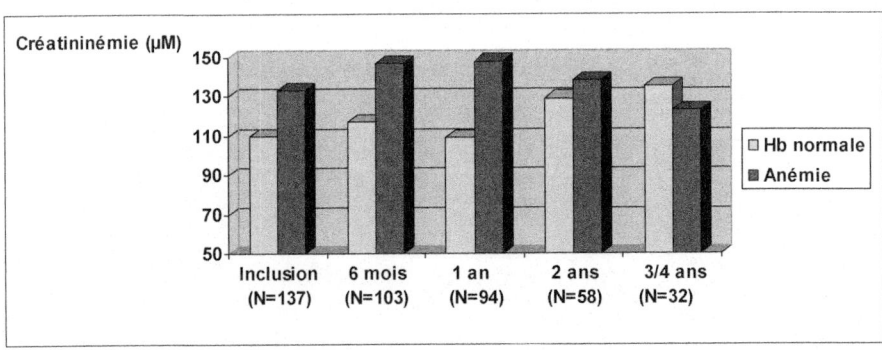

Figure 12 : Evolution du taux de créatininémie moyen dans les deux populations
(p = 0.005 à l'inclusion, p= 0.05 à 6 mois, p= 0.008 à 1 an, p= NS à 2 et 3 ou 4 ans).

	A 6 mois			A 1 an			A 2 ans			A 3 ou 4 ans		
	Hb normale (%)	Anémie (%)	p	Hb normale (%)	Anémie (%)	p	Hb normale (%)	Anémie (%)	p	Hb normale (%)	Anémie (%)	p
IEC	48 (84)	41 (67)	**0.03**	42 (86)	33 (65)	**0.01**	24 (80)	20 (62)	0.13	14 (82)	13 (72)	0.47
ARA2	11 (19)	13 (21)	0.78	8 (16)	12 (23)	0.37	5 (17)	6 (20)	0.74	1 (6)	3 (17)	0.35
Bétabloquant	46 (84)	42 (71)	0.11	41 (84)	39 (76)	0.37	26 (87)	18 (56)	0.08	15 (94)	14 (78)	0.19
Furosémide (dose moyenne)	67+/-78	75+/-105	0.63	72+/-91	112+/-279	0.34	95+/-100	63+/-69	0.16	118+/-108	62+/-55	0.08
Spironolactone	12 (22)	15 (25)	0.76	12 (24)	12 (27)	0.75	9 (30)	9 (28)	0.87	5 (31)	7 (38)	0.64
AVK	38 (67)	37 (61)	0.50	30 (61)	34 (65)	0.66	18 (60)	15 (52)	0.52	9 (56)	8 (44)	0.49
AAP	34 (60)	37 (61)	0.91	31 (63)	29 (56)	0.44	23 (77)	17 (59)	0.14	13 (81)	12 (67)	0.34
Biantiagrégation	3 (5)	6 (10)	0.18	3 (6)	5 (10)	0.52	1 (3)	5 (18)	0.07	1 (6)	4 (22)	0.19

Tableau 10 : Thérapeutiques cardiovasculaires de la population au cours du suivi

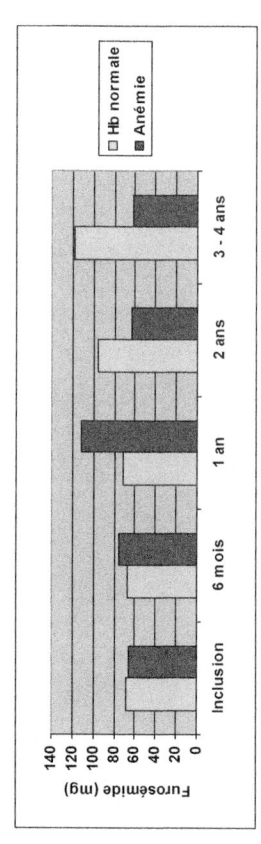

Figure 13 : Evolution de la dose moyenne de furosémide dans les deux populations

(p= 0.83 inclusion, p= 0.63 6 mois, p= 0.33 1 an p= 0.16 2 ans, p= 0.08 à 3 ou 4 ans).

D. DISCUSSION

a. PREVALENCE DE L'ANEMIE CHEZ L'IC

Dans notre travail, la prévalence de l'anémie est élevée, 50%.

Pour référence, la prévalence de l'anémie selon les critères OMS, dans une population d'âge moyen indemne de pathologies cardiovasculaires, est estimée à 9% (étude prospective incluant 15792 sujets de 45 à 64 ans) [69]. De même, mais en ajustant le seuil utilisé à l'âge, au sexe, à l'ethnie, on retrouve, au sein de la NHANES (National Health and Nutritional Survey), 5% de sujets anémiques.[70]

Dans les différents travaux publiés, la prévalence de l'anémie chez les sujets insuffisants cardiaques est variable. *[Tableau 11]*
En effet, celle-ci dépend du seuil utilisé pour définir l'anémie, mais également, comme nous le verrons plus loin, du type de population étudié et de la sévérité de l'IC.
Au sein des registres d'IC, elle s'échelonne de 15.5% à 50% de la population, et, dans les cohortes d'essais cliniques randomisés, analysés rétrospectivement, de 4.3% à 23%.

La prévalence de l'anémie au sein de notre population est donc représentative de celle retrouvée par l'analyse des grands registres d'IC.
Très récemment, la méta analyse de Groenveld et al. (34 travaux prospectifs ou analyses rétrospectives secondaires de cohorte d'essais cliniques contrôlés), a retrouvé, selon le critère OMS, une anémie chez 37% des sujets inclus.[71]

La moindre prévalence de l'anémie retrouvée dans l'analyse secondaire des cohortes d'essais cliniques est principalement en lien avec le type de population étudiée.
En effet, notre population et celle des registres ayant peu de critères d'exclusion, est représentative de la population réelle en pratique clinique.
Notamment, les insuffisants rénaux, qui, comme nous l'avons exposé au préalable, sont plus souvent anémiques, ne sont pas exclus, et représentent, dans notre échantillon, 62%.
Les cohortes d'essais cliniques, étudiant principalement les traitements bloqueurs du SRAA, excluent les sujets ayant une créatininémie > 220µM.

Les sujets porteurs de comorbidités sévères ou de pathologies potentiellement hémorragiques sont également exclus de la plupart des travaux, y compris de l'analyse de certains registres.

Cependant, notre cohorte n'inclus pas l'ensemble des sujets suivis au sein du réseau, principalement en raison de données biologiques manquantes.

| | N | POPULATION | | SEUIL ANEMIE | PREVALENCE ANEMIE |
		Sujets inclus	Sujets exclus		
Go 2006 [72]	59772	IC chronique *Registre national*	-	OMS	42.6%
Young 2008 [73]	48612	IC décompensée *Registre multicentrique* [1]	-	Variable continue	50% Hb < 12.1 g/dl
Ezekowitz 2003 [19]	12065	1ère hospitalisation (IC) *Registre multicentrique*	Hospitalisation pour IC< 1 an Décès durant l'hospitalisation	Décision médicale	17%
Cleland 2003 [74]	11327	Décès ou hospitalisation + IC confirmée ou suspectée *Registre multicentrique* [2]	-	OMS	20%
Al Ahmad 2002 [75]	6593	FEVG ≤ 35% *Cohorte essai clinique* [3]	IDM/angor récent, HTA, créatinine> 220µM, maladie cérébrale/pulmonaire	Ht < 35%	4.3%
Tang 2008 [5]	6159	IC stable ambulatoire *Registre monocentrique*	Néoplasie /saignement digestifs Cardiopathie congénitale	Hb < 12 g/dl H Hb < 11 g/dl F	17.2%
Anand 2005 [16]	5002	IC ≥ II *Cohorte essai clinique* [4]	Créatinine> 220µM	OMS	23%
Felker 2006 [76]	4951	IC ≥ II Admis pour coronarographie	Cardiopathie valvulaire sévère	OMS	39%

65

O'Meara 2006 [17]	2653	IC ≥ II *Cohorte essai clinique* [5]	Créatinine> 264μM	OMS	26%
Maggioni 2005 [77]	2411	IC chronique *Registre multicentrique* [6]	-	Hb < 12 g/dl H Hb < 11 g/dl F	15.5%
Valeur 2006 [78]	1731	IDM + FEVG≤ 35% *Cohorte essai clinique* [7]	Créatinine> 200μM, diabète déséquilibré, CMO, éthylisme, collagénoses, chimiothérapie /immunosuppresseurs	OMS	25%
Mozzafarian 2003 [79]	1130	IC ≥ III FEVG < 30% *Cohorte essai clinique* [8]	Valvulopathie, créatinine> 270μM, maladie respiratoire, rénale, hépatique, HTA, dyskaliémie, B-, AVC/ revascularisation< 3 mois	Ht < 37.6%	20%
Horwich 2002 [46]	1061	IC ≥ III FEVG < 40% Candidats transplantation *Registre monocentrique*	-	OMS	30%

Tableau 11 : Prévalence de l'anémie dans les études sur l'IC

(1) OPTIMIZE-HF: Organized Program to Initiate Lifesaving Treatment in Hospitalized Patients with Heart Failure
(2) EUROHF
(3) SOLVD: Studies on Left Ventricular Dysfunction
(4) Val-HeFT: Valsartan HF Trial
(5) CHARM: Candesartan in HF
(6) IN-CHF: Italian Network on Chronic HF
(7) TRACE: Trandolapril Cardiac Evaluation study
(8) PRAISE: Prospective Randomised Amlodipine Survival Evaluation

66

b. CARACTERISTIQUES DEMOGRAPHIQUES ET VARIABLES ASSOCIEES A L'ANEMIE CHEZ L'IC :

Cependant, certains facteurs, démographiques ou liés aux pathologies associées à l'IC, modifient la prévalence de l'anémie.

PREVALENCE DE L'ANEMIE, CARACTERISTIQUES DEMOGRAPHIQUES ET ETIOLOGIE DE LA CARDIOPATHIE

Dans notre travail, l'âge moyen des sujets anémiques et non anémiques est similaire, et la prévalence de l'anémie est la même chez les hommes et chez les femmes.

Pourtant, au sein de la cohorte d'Ezekowitz et al. (12065 sujets), les facteurs prédictifs d'anémie étaient l'âge (OR= 1.01/ an, p= 0.002), le sexe féminin (OR= 1.2 ; intervalle de confiance à 95% [1.1-1.3]), mais il s'agissait d'une population d'IC décompensés au moment du diagnostic. [19]

Dans les travaux dont la population est similaire à la nôtre [5, 72, 77], l'anémie est plus fréquente avec l'âge croissant et chez les hommes.

Horwich et al., retrouvaient, dans une population d'IC sévères, plus de femmes.[46]

Dans notre population, 53% des sujets porteurs d'une cardiopathie ischémique, et 56% de ceux porteurs d'une cardiopathie valvulaire, sont anémiques.

Pour Tang [5] et Maggioni [77], les cardiopathies ischémiques sont plus susceptibles d'avoir une anémie.

PREVALENCE DE L'ANEMIE ET COMORBIDITES

Dans notre cohorte, le diabète (49% de sujets anémiques), et, en toute logique, les pathologies potentiellement hémorragiques (23% des sujets anémiques), sont associés de façon significative à la présence d'une anémie (p=0.02 et 0.04, respectivement).

Par ailleurs, 65% des sujets anémiques sont insuffisants rénaux, mais la différence n'est pas significative entre les sujets anémiques et non anémiques (p= 0.42).

Dans la littérature, les comorbidités associées à l'anémie chez l'insuffisant cardiaque sont variables selon les travaux, principalement du fait des différences de population étudiée.

Les facteurs associés de façon significative à l'existence d'une anémie sont le diabète, l'insuffisance rénale pour Tang et al. [5] et Go et al. [72], mais aussi l'HTA, et une pathologie néoplasique pour Go et al.

Dans la cohorte d'Ezekowitz , les pathologies associées à l'anémie étaient l'HTA (OR= 1.3 [1.2-1.5]), et l'insuffisance rénale chronique (OR= 3.2 [2.8-3.6]), mais cette cohorte s'intéressait aux sujets hospitalisés pour la première fois pour IC, et excluait les sujets décédés durant cette hospitalisation.[19]

Pour Young et al., dans le registre d'IC décompensée OPTIMIZE (48612 sujets), les insuffisants rénaux chroniques avaient plus de risque d'être anémiques. [73]

Enfin, Anand et al., retrouvaient, chez les 5002 patients symptomatiques de la cohorte Val-HeFT (insuffisants rénaux sévères exclus), une valeur prédictive du taux de CRP (OR= 1.02 [1.009-1.023] ; p< 0.000) et de l'existence d'un diabète (OR= 1.44 [1.21-1.73] ; p< 0.001).[16]

PREVALENCE DE L'ANEMIE ET FEVG

La FEVG a tendance, de façon non significative, à être plus élevée chez les sujets anémiques, et dans le même sens, 54% des sujets ayant une FEVG> 50% sont anémiques, contre 44% des sujets ayant une FEVG< 35%.

La relation entre l'anémie et la FEVG est double.

En effet, les sujets présentant une maladie cardiaque plus sévère, reflétée par l'altération de leur FEVG, sont susceptibles d'avoir plus de causes secondaires d'anémie (ischémie digestive, malnutrition, inflammation chronique).

Mais l'anémie modifie la FEVG : elle peut, selon sa profondeur et son mode d'évolution, l'élever, par hyperkinésie, ou l'abaisser, par souffrance hypoxique.

Les données publiées à ce sujet sont variables, certaines retrouvant une différence de prévalence de l'anémie que la FEVG soit préservée ou altérée (prévalence moindre [76] ou supérieure [73, 80] en cas de FEVG préservée), d'autres pas.[81]

ANEMIE ET TAUX DES PEPTIDES NATRIURETIQUES

Le BNP, découvert en 1988 [82], est sécrété par les myocytes ventriculaires [83] en réponse à leur étirement [84]. Il joue un rôle complexe sur l'homéostasie hydro sodée et le système vasculaire. [85]

Le BNP est un marqueur utilisé dans l'insuffisance cardiaque. Son intérêt diagnostique et pronostique a été démontré et ses variations renseignent sur la stabilité de la maladie.

Le dosage du BNP ou du NT-proBNP (son métabolite inactif) s'intègre aux recommandations actuelles quant au diagnostic et au suivi de l'insuffisance cardiaque, aigue et chronique. [2]

Son taux circulant est corrélé au stade NYHA [86] et plusieurs travaux ont démontré son rôle pronostique dans l'IC chronique (décès en lien avec l'évolution de l'IC [87, 88] mais également décès par mort subite [89]).

Certains auteurs soutiennent même l'intégration de ses variations dans l'adaptation des thérapeutiques de l'IC. [90-92]

Le tableau ci-dessous présente les seuils proposés pour les taux de peptides natriurétiques dans le diagnostic positif d'IC [93, 94] :

	BNP (pg/ml)	NT-proBNP (pg/ml)
IC exclue	< 100	< 300
Zone « grise »	100-400	300-zone d'inclusion
IC très probable	> 400	< 50 ans : > 450 50-75 ans : > 900 > 75 ans : > 1800

Cependant, les dosages ne sont pas standardisés et les seuils diffèrent donc selon les laboratoires. Par ailleurs, les taux sont à interpréter en fonction du sexe et de l'âge [95], mais aussi de l'indice de masse corporelle et de l'altération de la fonction rénale [96].

Les seuils diagnostiques proposés en présence d'une insuffisance rénale (clairance de la créatinine <60 ml/min) s'élèvent à 480 pg/ml pour le BNP et 2000 pg/ml pour le NT-proBNP.[97]

Les valeurs diagnostiques du BNP et du NT-proBNP, dans le suivi de l'IC stable et aigue, sont comparables en pratique clinique, bien que le taux de NT-proBNP soit plus étroitement lié à la fonction rénale.[98]

De plus, les méthodes de dosage du NT-proBNP utilisent toutes le même anticorps monoclonal, ce qui accroît leur standardisation.

Dans notre travail, la différence des taux de BNP ou NT-proBNP, étudiés de façon dichotomique, n'est pas significative, mais les sujets anémiques ont tendance à avoir des taux supérieurs à ceux des sujets non anémiques.

Cette relation est étayée par la littérature.

Dans une étude portant sur 345 patients en IC systolique (FEVG< 45%) stable ambulatoires, Shou et al., retrouvaient, après ajustement, un taux moyen de NT-pro BNP plus élevé chez les patients anémiques (NT-pro BNP= 2889 pg/ml versus 1022 pg/ml, p< 0.001), 71% de sujets ayant un NT-pro BNP> 1381 pg/ml versus 42%, p< 0.001).

L'anémie était un facteur indépendant d'élévation du NT-pro BNP après ajustement à la FEVG, la FA, l'insuffisance rénale et le BMI (OR= 1.95 [1.03-3.71], p= 0.04). L'élévation du NT-pro BNP n'était par contre pas un facteur de risque indépendant d'anémie.

Par ailleurs, la mortalité était multiplié par 5 en présence d'une anémie et d'un taux élevé de NT-pro BNP (OR= 4.77 [2.47-9.18], p< 0.001). [99]

Chez 541 patients hospitalisés pour IC, le taux d'Hb était corrélé au taux de BNP à la sortie, et ce indépendamment de la sévérité de l'IC. [100]

Enfin, dans une cohorte de 264 patients hospitalisés pour IC terminale, le taux de BNP était plus élevé chez les patients anémiques (BNP élevé chez 65.7% d'entre eux contre 47.4% des patients non anémiques, p= 0.002). [101]

A l'inverse, dans le travail de Wu et al. (1586 sujets admis en urgence pour dyspnée), le taux d'Hb n'était pas corrélé à celui de BNP chez les sujets présentant une IC systolique et chez les femmes sans IC. La corrélation n'était significative et indépendante que chez l'homme non IC et chez les sujets présentant une IC à fonction systolique préservée. [102]

Ces résultats doivent amener à considérer la présence d'une anémie, comme celle d'une altération de la fonction rénale comme facteur de confusion dans l'interprétation du taux de BNP comme marqueur de sévérité chez l'IC.

Par ailleurs, plusieurs travaux ont montré une relation significative entre les taux d'Hb et de BNP indépendamment de l'existence d'une IC.

L'analyse d'un registre danois, incluant 6238 sujets de la population générale, montrait une relation significative entre le taux de NT-proBNP et l'existence d'une anémie. Le taux était multiplié par 1.7 chez les sujets anémiques (42 versus 25 pg/ml, p< 0.0001), de façon indépendante. [103]

Chez 279 sujets suivis en cardiologie, Tsuji et al. ont montré que l'anémie était associée à un taux de BNP plus élevé de façon indépendante de l'âge, du sexe, de la créatininémie et des pathologies cardiovasculaires (HVG, IC, FA, facteurs de risque cardiovasculaires) [104]

Dans une étude incluant 809 patients coronariens sans symptômes d'IC, Desai et al. ont également retrouvé une relation significative inverse entre le taux d'hémoglobine et celui de NT-proBNP (coefficient beta entre Hb et log NT-proBNP= -0.28, p< 0.0001), bien que la valeur de cette association soit moins forte mais toujours significative après ajustement aux autres facteurs de risque cardiovasculaires, au taux de CRP et à la créatininémie (coefficient beta= -0.11, p= 0.0003).
Chaque g/dl d'hémoglobine en moins élevait de 20% le risque d'avoir un taux anormal de NT-proBNP. [105]

Enfin, également chez le sujet coronarien indemne de symptômes d'IC (N= 234), Wold Knudsen retrouve une relation significative indépendante entre le taux d'Hb et de BNP. [106]

La relation entre les taux de peptides natriurétiques et l'anémie serait donc un facteur de confusion important dans l'analyse de la relation entre ces taux, la fonction cardiaque et le pronostic.

c. ANEMIE ET MORTALITE CARDIOVASCULAIRE

ANEMIE ET MORTALITE DANS LA POPULATION GENERALE

En premier lieu, et pour référence, l'impact pronostique de l'anémie a été démontré dans d'autres populations que les IC.

- Dans la population générale, l'anémie est un facteur pronostique indépendant de mortalité.

Deux grandes études prospectives de cohorte ont retrouvé une influence significative de la présence d'une anémie, définie selon les critères OMS, sur le risque relatif de mortalité.

Dans l'étude prospective de cohorte ARIC (N=14410), incluant des sujets âgés de 45 à 64 ans, l'OR pour la mortalité cardiovasculaire atteignait 1.41 (1.01-1.95 ; p=0.04), et 1.65 (1.30-2.10), pour la mortalité toutes causes, après ajustement. [69]

Chez le sujet âgé (> 65 ans), l'étude prospective de Zakai et al. (N=5888), retrouvait un OR de 1.20 (0.96-1.51) pour la mortalité cardiovasculaire, et de 1.38 (1.19-1.59), pour la mortalité toute cause, après ajustement. [107]

ANEMIE ET MORTALITE CHEZ LES SUJETS PORTEURS DE PATHOLOGIES CARDIOVASCULAIRES

- Chez les sujets porteurs de pathologies cardiovasculaires, cette relation a également été étudiée, dans différents types de population.

Chez les sujets hypertendus avec HVG de la cohorte LIFE (Losartan Intervention for Endpoint Reduction in Hypertension study, N= 1326), le taux d'hémoglobine à l'inclusion était significativement lié à la mortalité cardiovasculaire après ajustement (par g/dl d'hémoglobine : OR= 0.81 [0.67-0.98], p= 0.032), de même pour la diminution de celui-ci lors du suivi (4.9 ans) (OR= 0.75 [0.63-0.90], p< 0.001). [108]

Dans les syndromes coronariens aigus, Sabatine et al. ont étudié, chez 39922 patients inclus dans différents essais cliniques sur le sujet, l'impact du taux d'hémoglobine sur la mortalité.

Après ajustement, chaque g/dl d'hémoglobine en moins élevait significativement le risque de mortalité, de 20% pour les SCA avec élévation du ST (Hb< 14g/dl, OR= 1.21 [1.12-1.30], p< 0.001), et de 45% pour les SCA sans élévation du ST (Hb< 11 g/dl, OR= 1.45 [1.33-1.58], p< 0.001). [109]

Enfin, Kulier et al. retrouvaient, chez 4804 sujets bénéficiant d'une revascularisation coronarienne chirurgicale, une élévation de la mortalité non cardiovasculaire chez les sujets anémiques. [110]

MORTALITE DANS L'IC

Quant à la mortalité des sujets atteint d'insuffisance cardiaque, après ajustement à l'âge, elle est 4 à 8 fois supérieure à celle de la population générale. [111]

Au sein de la cohorte de Framingham (10311 sujets, 1075 en insuffisance cardiaque), la mortalité (ajustée à l'âge), était, à 1 an, de 28% chez l'homme, 24% chez la femme, et, à 5 ans, de 59% chez l'homme, et 45% chez la femme (période 1990-99). [112]

Dans la cohorte d'Olmsted, 4537 sujets étaient porteurs d'une IC. La mortalité à 1 an était de 21% chez l'homme, 17% chez la femme, et, à 5 ans, de 50% chez l'homme, et 46% chez la femme (période 1996-2000). [113]

Les facteurs prédictifs de mortalité liée à l'insuffisance cardiaque classiquement reconnus sont la valeur de la FEVG, le stade NYHA, la tachycardie de repos, l'hypotension persistante, une surcharge hydro sodée réfractaire, le taux de BNP, la présence d'une hyponatrémie, le pic de VO2, l'association à une insuffisance rénale, l'élargissement des complexes QRS et l'intolérance au traitement médicamenteux. [1]

ANEMIE ET MORTALITE CARDIOVASCULAIRE DANS L'IC

Dans notre population d'IC chroniques, les sujets anémiques ont un risque moindre de mortalité cardiovasculaire, qui persiste après ajustement aux variables ayant montré un impact en analyse uni variée (HR après ajustement= 0.41 [0.20-0.84], p= 0.0141).

De nombreux travaux ont pourtant exposé le contraire. *[Tableau 12]*

Dans ces travaux, le surcroît de risque s'échelonne de 2.7 à 270% pour la mortalité toute cause, avec une durée de suivi allant d'un suivi hospitalier à 5 ans.

Très récemment, une méta analyse de 34 travaux prospectifs ou d'analyses rétrospectives secondaires de cohorte d'essais cliniques contrôlés, incluant 153 180 sujets, a étudié la mortalité liée à l'anémie chez l'IC. *[Figure 14]*

Le risque relatif de mortalité toute cause à 6 mois était, après ajustement, de 1.46 [1.26-1.69] (mortalité= 46.8% versus 29.5%, p< 0.001). [71]

	N	POPULATION		SUIVI	SEUIL (Hb: g/dl)	MORTALITE LIEE A L'ANEMIE (Ajustée)		P
		Sujets inclus	Sujets exclus			Toute cause	Cardio-vasculaire	
Go 2006 [72]	59772	IC chronique *Registre national*	-	2 ans	OMS	OR= 2.40	-	< 0.001
Young 2008 [73]	48612	IC décompensée *Registre multicentrique*		Hospitalier	Hb : < 10.7 ≤ 12.1 > 13.5	4.8% 3.9% 3%	-	< 0.0001
Young 2008 [73]	5791	IC après sortie H° *Registre multicentrique*		60-90 j	Hb : < 10.7 ≤ 12.1 > 13.5	10.9% 9.5% 7.1%	-	0.0005
Ezekowitz 2003 [19] *[Figure 15]*	12065	1ère hospitalisation (IC) *Registre multicentrique*	Hospitalisation pour IC< 1 an Décès durant l'hospitalisation	5 ans	OMS	RR= 1.34 *Sujets jeunes:* OR= 2.4	-	< 0.0001
Al Ahmad 2002 [75]	6563	FEVG ≤ 35% *Cohorte essai clinique Analyse rétrospective*	IDM récent, angor instable HTA, créatinine> 220µM, maladie cérébrovasculaire ou pulmonaire sévères	2 ans	- 1% Ht	RR= 1.027	-	< 0.001
Ishani 2005 [13]	6436	idem	idem	1 an	OMS	RR= 1.44 *Anémie incidente* RR= 2.08	-	-
Tang 2008 [5] *[Figure 16]*	6159	IC chronique ambulatoire *Registre monocentrique*	Anémie en lien avec néoplasie ou saignement digestifs Cardiopathie congénitale	6 mois	Hb : < 11(F) < 12(H)	-Anémie persistante RR= 2.51 -Anémie incidente RR= 1.89	-	< 0.0001

Anand 2005 [16]	5002	IC ≥ II *Cohorte essai clinique* Analyse rétrospective	Créatinine> 220µM	1 an	OMS	OR= 1.21	-	0.02
Felker 2006 [76] *[Figure 17]*	4951	IC ≥ II *Registre monocentrique (coronarographie)*	Cardiopathie valvulaire sévère	3.5 ans	OMS	OR= 1.53	-	< 0.0001
O'Meara 2006 [17] *[Figure 18]*	2653	IC ≥ II *Cohorte essai clinique* Analyse rétrospective	Créatinine> 264µM	38 mois	OMS	132.9 vs 68.6 */1000/an*	97.8 vs 55.3	< 0.001
Maggioni 2005 [77]	2411	IC chronique *Registre multicentrique*	-	1 an	OMS	OR= 1.54	-	< 0.001
Valeur 2006 [78]	1731	IDM + FEVG≤ 35% *Cohorte essai clinique*	Créatinine> 200µM, diabète déséquilibré, CMO, éthylisme, collagénoses, chimiothérapie ou immunosuppresseurs	1 an	Hb : < 10(F) < 11(H)	OR= 1.73	-	< 0.01
Mozzafarian 2003 [79]	1130	IC ≥ III + FEVG < 45% *Cohorte essai clinique* Analyse rétrospective	Valvulopathie, créatinine> 270µM, maladie respiratoire, rénale, hépatique, HTA, dyskaliémie, B-, AVC/ revascularisation< 3 mois	15 mois	Ht < 37.6%	OR= 1.52	*IC terminale* OR= 3.18	< 0.01
Horwich 2002 [46]	1061	IC ≥ III + FEVG <40% Candidats transplantation *Registre monocentrique*	-	1 an	Hb< 12.3	OR= 1.86		
Baggish 2007 [114]	690	IC aigue *Etude prospective ICON*		60 jours	OMS	OR= 1.72		0.03
Cursack 2007 [15]	457	Transplantés *Analyse rétrospective*	< 16 ans	2 à 16 ans	Hb<12 à 1 an	Survie moyenne 11.5 vs 13 ans		NS

Tableau 12 : Mortalité liée à l'anémie chez l'IC dans les travaux publiés

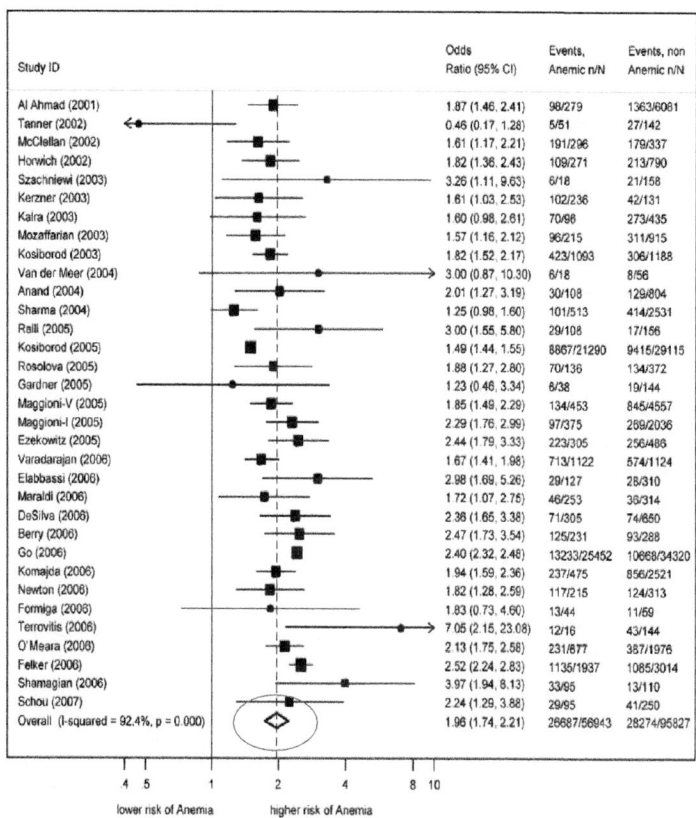

Study ID		Odds Ratio (95% CI)	Events, Anemic n/N	Events, non Anemic n/N
Al Ahmad (2001)		1.87 (1.46, 2.41)	98/279	1363/6081
Tanner (2002)		0.46 (0.17, 1.28)	5/51	27/142
McClellan (2002)		1.61 (1.17, 2.21)	191/296	179/337
Horwich (2002)		1.82 (1.36, 2.43)	109/271	213/790
Szachniewi (2003)		3.26 (1.11, 9.63)	6/18	21/158
Kerzner (2003)		1.61 (1.03, 2.53)	102/236	42/131
Kalra (2003)		1.60 (0.98, 2.61)	70/98	273/435
Mozaffarian (2003)		1.57 (1.16, 2.12)	96/215	311/915
Kosiborod (2003)		1.82 (1.52, 2.17)	423/1093	306/1188
Van der Meer (2004)		3.00 (0.87, 10.30)	6/18	8/56
Anand (2004)		2.01 (1.27, 3.19)	30/108	129/804
Sharma (2004)		1.25 (0.98, 1.60)	101/513	414/2531
Raili (2005)		3.00 (1.55, 5.80)	29/108	17/156
Kosiborod (2005)		1.49 (1.44, 1.55)	8867/21290	9415/29115
Rosolova (2005)		1.88 (1.27, 2.80)	70/136	134/372
Gardner (2005)		1.23 (0.46, 3.34)	8/38	19/144
Maggioni-V (2005)		1.85 (1.49, 2.29)	134/453	845/4557
Maggioni-I (2005)		2.29 (1.76, 2.99)	97/375	269/2036
Ezekowitz (2005)		2.44 (1.79, 3.33)	223/305	256/486
Varadarajan (2006)		1.67 (1.41, 1.98)	713/1122	574/1124
Elabbassi (2006)		2.98 (1.69, 5.26)	29/127	28/310
Meraldi (2006)		1.72 (1.07, 2.75)	46/253	36/314
DeSilva (2006)		2.36 (1.65, 3.38)	71/305	74/650
Berry (2006)		2.47 (1.73, 3.54)	125/231	93/288
Go (2006)		2.40 (2.32, 2.48)	13233/25452	10668/34320
Komajda (2006)		1.94 (1.59, 2.36)	237/475	856/2521
Newton (2006)		1.82 (1.28, 2.59)	117/215	124/313
Formiga (2006)		1.83 (0.73, 4.60)	13/44	11/59
Terrovitis (2006)		7.05 (2.15, 23.08)	12/16	43/144
O'Meara (2006)		2.13 (1.75, 2.58)	231/877	387/1976
Felker (2006)		2.52 (2.24, 2.83)	1135/1937	1085/3014
Shamagian (2006)		3.97 (1.94, 8.13)	33/95	13/110
Schou (2007)		2.24 (1.29, 3.88)	29/95	41/250
Overall (I-squared = 92.4%, p = 0.000)		1.96 (1.74, 2.21)	26687/56943	28274/95827

.4 .5   1   2   4   8 10

lower risk of Anemia   higher risk of Anemia

Figure 14: Risque relatif de mortalité toute cause des sujets anémiques dans l'IC chronique. D'après Groenveld et al., 2008. [71]

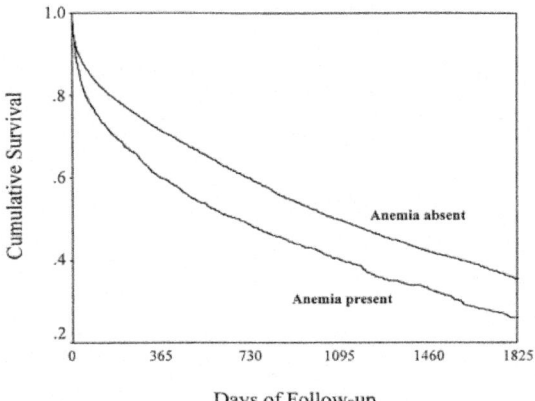

Figure 15 : Survie des sujets en IC selon la présence d'une anémie au diagnostic.
D'après Ezekowitz et al., 2003.[19]

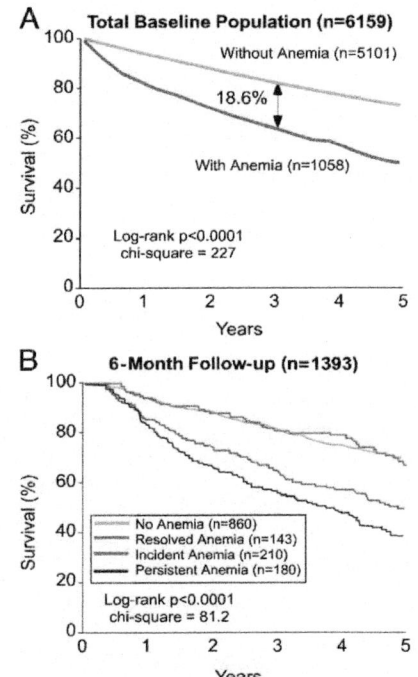

Figure 16 : Mortalité des sujets en IC chronique selon la présence et l'évolution de l'anémie. D'après Tang et al., 2008.[5]

En s'intéressant plus particulièrement aux travaux qui, comme le nôtre, incluent des sujets en IC chronique [5, 13, 16, 17, 46, 75-79], on dégage plusieurs distinctions notables, principalement en ce qui concerne le type de population étudiée :

- La plupart de ces travaux n'incluent que des sujets porteurs de cardiopathie à fonction systolique altérée, en stade III de la NYHA [13, 46, 75, 78, 79], alors que, dans notre population, la proportion de sujets ayant une FEVG< 35% n'est que de 41%.

- Certains de ces travaux ne s'intéressent qu'à une population d'IC sélectionnée : cardiopathie ischémique [78], IC admis pour coronarographie [76].

- Les insuffisants rénaux chroniques sévères sont souvent exclus, principalement des cohortes issues d'essais cliniques [13, 16, 17, 75, 78], tout comme certaines comorbidités sévères ou anémiantes [5, 13, 75, 76, 78].
Dans les travaux qui n'excluent pas cette population, l'altération de la fonction rénale est moins sévère.
En effet, dans le travail de Go et al. : 47% des sujets ont une Cl< 60 ml/min/$1.73m^2$ (seulement 15% de sujets ayant une Cl< 45 ml/min). [72]
La clairance moyenne de la population de Tang et al est de 72+/-27 ml/min/1.73 m^2 chez les non anémiques et 57+/-26ml/min/1.73m2 [5], celle de Maggioni et al. de 58 ml/min/1.73 m^2 (50 chez les anémiques et 60 chez non anémiques). [77]
Dans notre cohorte, la proportion de sujets insuffisants rénaux est élevée, 62% et la clairance moyenne de 56 ml/min, avec 44% de sujets ayant une clairance< 45 ml/min.
L'insuffisance rénale est un facteur de confusion, puisque en analysant la mortalité CV liée à l'anémie chez les sujets n'ayant pas d'insuffisance rénale selon le seuil défini, celle-ci est similaire dans les deux groupes, anémiques et non anémiques (16 et 17%, respectivement, p= 0.28).
L'excès de mortalité cardiovasculaire mise en évidence chez les sujets non anémiques n'est retrouvé que chez les insuffisants rénaux (20 et 44% de mortalité cardiovasculaire, p= 0.02).
Pourtant, dans le travail de Go et al., l'analyse de la mortalité liée à l'anémie pour différents niveaux d'insuffisance rénale, montre la relation inverse, significative et indépendante, dans le groupe de sujets ayant une insuffisance rénale sévère.

- Dans les travaux comparables au nôtre, incluant donc les insuffisants rénaux, le traitement de l'insuffisance cardiaque diffère notablement.

En effet, seuls 24% des sujets de Go et al. reçoivent un traitement IEC ou ARA2, et 15% seulement des sujets de Go et al. et de Maggioni et al. un traitement bétabloquant.

Les sujets anémiques des travaux de Tang et al. et Maggioni et al. sont moins souvent sous IEC (65% versus 72% et 70% versus 86%, respectivement).

Ces différences pourraient en partie supporter l'altération du pronostic vital dans ces populations.

• Par ailleurs, dans notre travail, les sujets anémiques sont plus souvent hospitalisés, et on peut se demander si ils ne bénéficient pas d'une meilleure évaluation (mais les données manquantes dans les deux groupes ne sont pas différentielles), d'adaptations thérapeutiques et d'un meilleur suivi.

Nous n'avons pas recueilli avec précision les traitements spécifiques de l'anémie, et les sujets anémiques ont pu bénéficié d'une supplémentation ferrique et de transfusions. Quelques sujets insuffisants rénaux sévères et anémiques devaient être également sous EPO.

• De surcroît, le taux moyen d'Hb relativement élevé dans notre groupe de sujets anémiques associé à l'abaissement du taux moyen d'Hb durant le suivi dans le groupe de sujets non anémiques *[Figure 3]* , a pour conséquence d'estomper l'écart entre les deux groupes, ce qui concoure évidemment à l'absence de différence significative sur le critère primaire.

Le seuil d'Hb choisi dans certains travaux pour définir le groupe de sujets anémiques est inférieur [5, 78].

En choisissant un seuil d'anémie à 11 g/dl, la différence de mortalité cardiovasculaire entre nos deux populations n'est plus significative (15% versus 28%, p= 0.10).

• D'autre part, au vu de la petite taille de notre échantillon, la durée du suivi est encore insuffisante pour mettre en évidence une différence significative sur un critère de mortalité simple, dont le risque est faible (38 décès, dont 36 d'origine cardiovasculaire durant notre suivi).

L'insuffisance de la durée du suivi est bien illustrée par l'absence d'impact significatif de l'âge sur la mortalité.

A l'instar de notre travail, d'autres n'ont pas montré de relation significative entre l'anémie et la mortalité, toute cause ou cardiovasculaire, chez l'IC. *[Tableau 13]*

Dans ce sens, le travail de Kosiborod *[Figure 5]*, dans lequel les comorbidités cardiovasculaires et générales inclues sont nombreuses, montrent, que l'influence de l'anémie sur le pronostic de l'IC n'est pas indépendante de ces éléments, puisque la relation devient non significative en analyse multi variée (OR avant ajustement = 1.51 [1.35-1.68], p< 0.01 ; OR après ajustement multi varié= 1.02, p= 0.85). [115]

Nos résultats montrent donc que dans une population d'IC chroniques, à forte proportion d'insuffisants rénaux, et porteurs de comorbidités générales, l'impact pronostique de l'anémie en termes de mortalité cardiovasculaire ne correspond pas aux résultats publiés, qui incluent un tout autre type de sujets.

La meilleure survie de nos sujets anémiques n'est pas expliquée par une différence significative des autres variables que nous avons recueillies.

D'autres éléments, potentiellement thérapeutiques, sont peut être à l'origine de ce résultat inattendu.

| N | POPULATION | | SUIVI | SEUIL (Hb: g/dl) | MORTALITE LIEE A L'ANEMIE (ajustée) | | P |
	Sujets inclus	Sujets exclus			Toute cause	Cardio-vasculaire	
Kosiborod 2005 [115] [Figure 16]	IC décompensée ≥ 65 ans *Registre multicentrique*	< 65 ans RAo ou RM serrés, hémodialyse, immunodépression, hépatopathie, VIH, néoplasie	1 an	Ht< 24%	OR= 1.02	-	0.85
Gardner 2005 [116]	IC sévère Indication transplantation *Etude prospective*	Néoplasie	554 j	OMS	OR= 1.23	-	0.30
Formiga 2006 [117]	IC décompensée 1ère hospitalisation *Etude prospective*	Pathologies chroniques sévères, hémodialyse, BPCO Décès durant l'hospitalisation	1 an	OMS	OR= 1.83	-	0.30
Silva 2004 [118]	IC hospitalisés *Etude rétrospective*	-		Hb < 12	12.4% vs 8.3%	-	0.31

Tableau 13 : Mortalité liée à l'anémie chez l'IC : travaux contradictoires

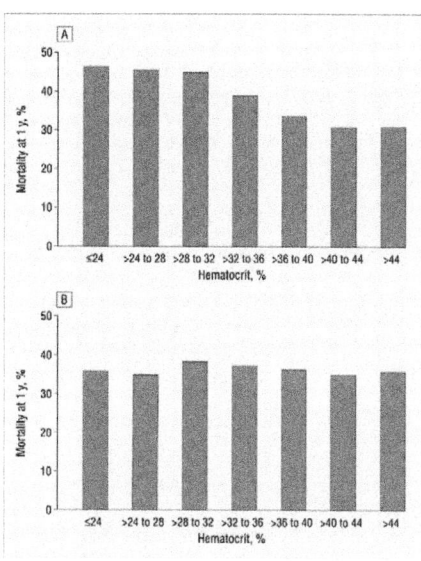

Figure 16 : Mortalité des sujets en IC selon le taux d'Ht, en analyse uni (A) et multi variée (B). D'après Kosiborod, 2005. [115]

La lecture de ces différents travaux montre donc que les résultats diffèrent selon le type de population étudiée.

Nous nous sommes donc plus précisément intéressés à la mortalité liée à l'anémie, selon le sexe et selon la FEVG des sujets.

MORTALITE LIEE A L'ANEMIE SELON LE SEXE

Nous n'avons pas retrouvé de différence significative de mortalité cardiovasculaire entre les hommes et les femmes. L'impact de l'anémie sur la mortalité chez l'IC ne serait pourtant pas comparable selon le sexe.

En effet, dans le travail rétrospectif de Ezekowitz et al., portant sur 791 patients suivis pour IC, le risque relatif de mortalité à 1 an et 5 ans était significativement accru chez l'homme (OR= 1.7 [1.1-2.5] et 1.76 [1.2-2.7], respectivement), mais pas chez la femme (OR= 1.2 [0.7-2.2] et 1.2 [0.7-2.1], respectivement), et ce, malgré l'âge plus élevé et la clairance de la créatinine plus basse de la cohorte féminine. [119]

MORTALITE LIEE A L'ANEMIE SELON LA FEVG

Dans notre travail, les sujets anémiques ayant une FEVG< 35% meurent moins que les sujets non anémiques. Les sujets ayant une FEVG> 35% ont le même risque relatif de décès cardiovasculaire, qu'ils soient anémiques ou non.

Les données publiées sont pourtant univoques.

Dans l'étude de Felker et al., 3093 sujets avait une FEVG> 40%. Chez ces sujets, l'anémie était un facteur prédictif d'évènements adverses, sans qu'une différence entre les sujets ayant une fonction systolique altérée ou préservée ne soit mise en évidence (OR= 1.45 et OR= 1.65, respectivement, p= 0.31). *[Figure 17]* [76]

Dans la cohorte CHARM, l'impact de l'anémie sur le pronostic vital reste significatif chez les sujets dont la fonction systolique est préservée *[Figure 18]*. [17]

Au sein du registre IN-CHF, la mortalité des sujets anémiques était significativement plus élevée, quelle que soit la FEVG (mortalité toute cause des sujets anémiques versus non anémiques : 26.6% versus 14.8% si FEVG≤ 40% ; 23% versus 9.6% si FEVG> 40%, p< 0.001). [77]

Certains auteurs se sont plus particulièrement intéressés au cas de l'IC à fonction systolique préservée (FEVG≥ 45%).

Dans l'étude prospective de Latado et al., incluant 303 patients admis en USI pour IC décompensée, l'anémie était un facteur prédictif indépendant de mortalité, quelle que soit la FEVG (< ou > à 45%). Le risque relatif de mortalité était de 2.7 [1.43-5.04] (p= 0.002) en présence d'une anémie définie selon les critères de l'OMS. Il n'était pas mis en évidence d'interaction entre l'anémie et la FEVG. [120]

Dans le même sens, Tada et al., retrouvaient, chez 307 sujets en IC à fonction systolique préservée, une amélioration du pronostic vital pour chaque g/dl d'Hb en plus (mortalité toute cause : OR= 0.75 [0.68-0.84] p< 0.001 ; mort subite : OR= 0.67 [0.57-0.79], p< 0.001). [121]

Cependant, dans notre population, les sujets ayant une FEVG< 35% ne représentent que 41% de la population.

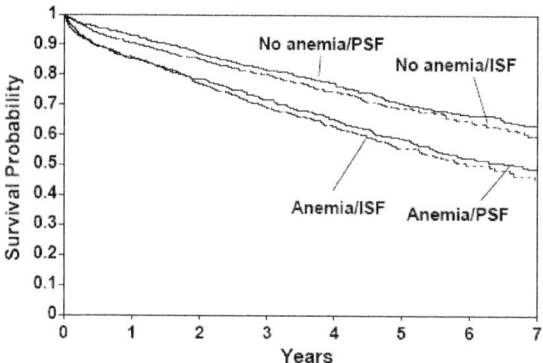

Figure 17 : Survie des sujets en IC, après ajustement, selon la présence d'une anémie et selon la fonction systolique. D'après Felker et al., 2006.[76]

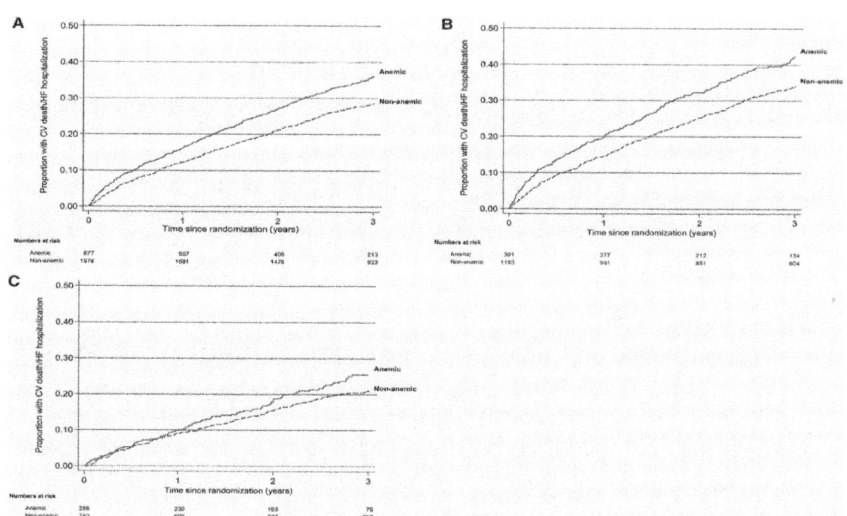

Figure 18 : Mortalité et hospitalisation pour IC des sujets de la cohorte CHARM, selon la présence d'une anémie et selon la fonction systolique VG :
A : tous les patients   B : fonction systolique altérée   C : fonction systolique préservée
D'après O'Meara et al., 2006. [17]

d. INSUFFISANCE RENALE ET MORTALITE CARDIOVASCULAIRE

Dans notre groupe, l'impact pronostique de l'insuffisance rénale sur la mortalité n'est pas significatif avant et après ajustement.

De nombreux travaux d'envergure ont pourtant montré que l'insuffisance rénale était un puissant facteur pronostique indépendant de morbi mortalité chez l'insuffisant cardiaque [122, 123], et ce, que la fonction systolique soit altérée [124] ou non [125].

Son impact se dégage dès l'altération modérée de la fonction rénale (clairance< 60 ml/min).[126]

Dans la littérature, l'anémie et l'altération de la fonction rénale ont par ailleurs un effet additif sur le risque de mortalité chez l'IC, comme en témoigne l'analyse de la cohorte SOLVD, qui a montré que ce risque était d'autant plus élevé que les deux éléments étaient associés. [75]

L'absence de significativité de notre résultat doit être interprétée en regard de la forte proportion d'insuffisants rénaux de notre groupe, ne permettant pas de mettre en évidence cette différence de façon significative.

Comme nous l'avons exposé précédemment, dans notre population, l'insuffisance rénale est un facteur de confusion dans l'interprétation du lien entre l'anémie et la mortalité cardiovasculaire, puisque la meilleure survie des sujets anémiques n'est significative que chez les sujets insuffisants rénaux, ce qui est en désaccord avec les résultats publiés, mais peut être lié aux différences de populations étudiées, notamment en termes de qualité du traitement de l'insuffisance cardiaque.

e. HOSPITALISATIONS ET PREMIER EVENEMENT CARDIOVASCULAIRES

Les sujets anémiques sont plus souvent hospitalisés pour une cause cardiovasculaire, et leur survie sans évènement cardiovasculaire est moindre que les sujets non anémiques. Cependant, ces résultats ne sont pas significatifs avant et après ajustement au sein de notre population.

L'impact de l'anémie sur le risque d'hospitalisation ou la survenue du premier évènement cardiovasculaire a été établie dans plusieurs travaux, bien que leur nombre soit moindre que ceux s'intéressant à la mortalité. *[Tableau 14]*

Les critères étudiés sont variables, hospitalisations toute cause, pour cause cardiovasculaire, ou critère composite hospitalisation ou décès, et la taille des populations supérieure.

Dans les travaux dont la méthode et la population étudiée sont comparables aux nôtres, les critères d'exclusion sont, comme précédemment, nombreux, notamment ceux liés à la fonction rénale et aux comorbidités, et les mêmes considérations que pour la mortalité peuvent donc s'imposer.

Dans les travaux qui n'excluent pas les sujets insuffisants rénaux [72, 77], leur proportion et la sévérité de l'insuffisance rénale sont moindres.

De même, la qualité du traitement de l'insuffisance cardiaque est également inférieure, comme nous le remarquions concernant la mortalité.

	N	POPULATION		SUIVI	MORBIDITE LIEE A L'ANEMIE APRES AJUSTEMENT			p
		Sujets inclus	Sujets exclus		Critère	Seuil (Hb : g/dl)		
Go 2006 [72]	59772	IC chronique *Registre national*	-	2 ans	Hospitalisation pour IC	< 13 < 12 < 11 < 10 < 9	HR= 1.12 HR= 1.33 HR= 1.64 HR= 1.89 HR= 1.99	< 0.001
Kosiborod 2005 [115]	44441	IC décompensée > 65 ans Registre multicentrique	< 65 ans, Rao ou RM serrés, hémodialyse, immunodéprimé, hépatopathie, VIH, néoplasie	1 an	Hospitalisation pour IC	Ht< 24%	OR=1.21	0.01
Young 2008 [73]	5791	IC décompensée Registre multicentrique	-	60-90 j.	Ré hospitalisation	Hb≤ 12.5	33% vs 24%	< 0.001
Anand 2005 [16]	5002	IC ≥ II Cohorte essai clinique Analyse rétrospective	Créatinine > 220µM	1 an	Hospitalisation 1er évènement morbide	OMS	OR= 1.17 OR= 1.25	0.08 0.004
O'Meara 2006 [17]	2653	IC ≥ II Cohorte essai clinique Analyse rétrospective	Créatinine> 264µM	38 mois	Hospitalisation : Toutes causes Cause cardiovasculaire	OMS	/ 1000/an : 526 vs 352 336 vs 233	< 0.001
Maggioni 2005 [77]	2411	IC chronique *Registre multicentrique*	-	1 an	Hospitalisation toutes causes	OMS	34% vs 22%	< 0.0001

Tableau 14 : Impact de l'anémie sur le risque morbide dans l'IC

f. EVOLUTION DU STADE FONCTIONNEL

Comme nous l'avons exposé au préalable, la sévérité de l'IC, sa stabilité, sont appréciées semi quantitativement en pratique courante ambulatoire par la définition du stade NYHA.

Dans notre travail, les sujets anémiques sont plus symptomatiques, mais la différence n'est plus significative à long terme.

L'anémie altère le stade fonctionnel directement, par souffrance myocardique, et indirectement, puisqu'elle peut générer une dyspnée ou une limitation fonctionnelle non cardiaque (respiratoire, musculaire).

Ce résultat est en accord avec les données des travaux ayant plus particulièrement étudié ce paramètre.

Dans la cohorte d'Horwich, 75% des sujets anémiques étaient en classe NYHA IV, contre 68% et 57% des sujets ayant une hémoglobine comprise entre 12.3 et 13.6 g/dl et 13.6 et 14.8 g/dl, respectivement (p<0.0001). [46]

Dans une étude portant sur 1586 sujets admis en urgence pour dyspnée, les sujets en classe NYHA III ou IV avaient un taux d'Hb moyen inférieur à ceux en classe NYHA I ou II (12.5 g/dl versus 13.4 g/dl, p< 0.005), et présentaient plus souvent une anémie selon les critères OMS (48.2% versus 33.9%, p< 0.05). [102]

Dans le même sens, dans le travail d'Anand et al. (N= 912), 17% des sujets en IC stade IV avaient un taux d'Hb < 12 g/dl (Hb moyenne= 13.6 g/dl), contre 10% de ceux en stade II (Hb moyenne= 14.1 g/dl). [26]

Enfin, pour Silverberg et al. (N= 142), 52.6% des sujets en stade IV présentaient une anémie, contre 9.1% des sujets en stade I. [64]

g. EVOLUTION DES TAUX DE PEPTIDES NATRIURETIQUES :

Dans notre travail, le taux de BNP ayant été analysé comme une variable dichotomique, les résultats quant à ses variations en fonction du statut anémique ou non anémique sont plus difficilement interprétables.

A 6 mois et 1 an, la proportion de sujets anémiques ayant un taux de BNP ou NT-proBNP supérieur au seuil défini s'élève et est supérieure à celle des sujets non anémiques, de façon non significative cependant.

Les données de la littérature à ce sujet ont été exposées précédemment, mais elles ne concernent que les taux de peptides à l'inclusion.

Nous n'avons pas relevé de données ayant trait aux variations de ces taux durant le suivi de population d'IC anémiques, mais la différence que nous mettons en évidence durant le suivi, et qui n'existait pas à l'inclusion, est en accord avec les données publiées sur les taux de peptides initiaux.

h. EVOLUTION DU POIDS

L'anémie influe sur le métabolisme nutritionnel chez l'IC. Les mécanismes en sont probablement complexes, incluant l'état pro inflammatoire à l'origine de l'anémie et de l'hyper catabolisme, et le bas débit cardiaque, l'altération de l'état général, aggravés par l'anémie.

Par ailleurs, la malnutrition peut générer l'anémie.

Horwich et al. retrouvaient, chez les sujets ayant un taux d'hémoglobine inférieur à 12.3 g/dl, un index de masse corporelle inférieur (24.9+/-4.8 versus 26.7 kg/m2, p< 0.0001), et une albuminémie plus basse (37+/-6 versus 41+/-6 g/l, p< 0.0001). [46]

Chez nos patients, les variations de poids peuvent être interprétées comme le reflet de la surcharge hydro-sodée.

Les sujets anémiques en seraient donc plus affectés, bien que cette évolution ne soit pas significative à long terme, compte tenu principalement du petit nombre de sujets inclus évalués à 3 ou 4 ans.

i. EVOLUTION DE LA FONCTION RENALE

Dans notre travail, la fonction rénale reste stable durant le suivi, dans les deux groupes.

Dans la littérature, l'anémie, conséquence de l'altération de la fonction rénale préexistante ou associée, peut pourtant jouer un rôle dans le déclin de la fonction rénale.

L'analyse de la cohorte de SOLVD (enalapril versus placebo chez 6360 patients en IC avec FEVG $\leq$ 35%), montrait, à 2 ans, un risque majoré de 30% d'altération rapide du débit de filtration glomérulaire (défini par une diminution de plus de 6 ml/min/1.73 m2/an) chez les sujets anémiques (OR= 1.30 [1.18-1.45], p< 0.001). Ce risque était d'autant plus marqué qu'une insuffisance rénale chronique préexistait (OR= 1.71 [1.43-2.05]). [127]

Dans le même sens, la correction de l'anémie par substitution ferrique associée à l'EPO stabilise ou diminue la progression de l'insuffisance rénale.

Chez 179 patients insuffisants cardiaques ainsi substitués, dont le taux de filtration glomérulaire déclinait au préalable de plus de 1 ml/min/an, la fonction rénale restait stable au cours de l'année de traitement. [128]

Pour 16 patients, traités de la même façon pendant 8 mois, la créatininémie restait stable, alors qu'elle s'élevait de 28% au cours de la même période pour les 16 autres sujets non traités.

j. EVOLUTION DES THERAPEUTIQUES DE L'IC

Les traitements de l'IC n'évoluent pas dans nos deux groupes.

La dose moyenne de furosémide s'élève de façon non significative dans les deux groupes, mais pas à 2 et 3 ou 4 ans chez les sujets anémiques.

Ceci est cohérent avec l'absence de différence de stade fonctionnel et de poids entre les deux groupes à ce niveau du suivi.

La proportion de sujets traités de façon « optimale » reste bien plus élevée que dans la plupart des registres d'IC chronique, comme nous l'avons décrit précédemment (cf. « Anémie et mortalité cardiovasculaire »).

IV. CONCLUSION

L'anémie est fréquente chez l'insuffisant cardiaque chronique, d'autant plus que sa fonction rénale est altérée et qu'il est diabétique.

L'impact pronostique de cette anémie est complexe, puisque, dans notre population, principalement constituée d'insuffisants rénaux, les sujets anémiques survivent plus que les sujets non anémiques.

Mais leur qualité de vie est altérée, ils sont hospitalisés plus tôt et ont un stade fonctionnel plus sévère.

Cependant, le taux d'hémoglobine diffère peu entre nos deux groupes.

De plus, le poids des comorbidités laisse penser que, dans cette population, l'anémie leur est en grande partie due, à l'inverse de celle décrite dans la littérature.

Nous avons décrit les caractéristiques et l'évolution d'une population réelle d'insuffisants cardiaques chroniques.

La compréhension des mécanismes exacts de l'anémie liée à l'insuffisance cardiaque requerrait l'étude d'une population strictement sélectionnée, dans laquelle les autres sources potentielles d'anémie seraient exclues.

Cette démarche est difficile à mettre en pratique chez l'insuffisant cardiaque, car, dans nos populations vieillissantes, d'autres pathologies s'associent très fréquemment à la cardiopathie.

De ces observations naissent des interrogations sur le seuil au dessous duquel l'anémie exercerait son influence négative, et donc, sur le taux d'hémoglobine optimal à proposer dans la démarche thérapeutique.

V. BIBLIOGRAPHIE

[1]   Hunt SA, Abraham WT, Chin MH, et al. **ACC/AHA 2005 Guideline Update for the Diagnosis and Management of Chronic Heart Failure in the Adult: a report of the American College of Cardiology/American Heart Association Task Force on Practice Guidelines (Writing Committee to Update the 2001 Guidelines for the Evaluation and Management of Heart Failure): developed in collaboration with the American College of Chest Physicians and the International Society for Heart and Lung Transplantation: endorsed by the Heart Rhythm Society.** Circulation. 2005 Sep 20;112(12):e154-235.

[2]   Swedberg K, Cleland J, Dargie H, et al. **Guidelines for the diagnosis and treatment of chronic heart failure: executive summary (update 2005): The Task Force for the Diagnosis and Treatment of Chronic Heart Failure of the European Society of Cardiology.** Eur Heart J. 2005 Jun;26(11):1115-40.

[3]   **Nutritional anaemias. Report of a WHO scientific group.** World Health Organ Tech Rep Ser. 1968;405:5-37.

[4]   **NKF Guidelines.** Am J Kidney Dis. 2006.

[5]   Tang WH, Tong W, Jain A, et al. **Evaluation and long-term prognosis of new-onset, transient, and persistent anemia in ambulatory patients with chronic heart failure.** J Am Coll Cardiol. 2008 Feb 5;51(5):569-76.

[6]   Androne AS, Katz SD, Lund L, et al. **Hemodilution is common in patients with advanced heart failure.** Circulation. 2003 Jan 21;107(2):226-9.

[7]   Hirakata H, Onoyama K, Iseki K, et al. **Worsening of anemia induced by long-term use of captopril in hemodialysis patients.** Am J Nephrol. 1984;4(6):355-60.

[8]   Glicklich D, Burris L, Urban A, et al. **Angiotensin-converting enzyme inhibition induces apoptosis in erythroid precursors and affects insulin-like growth factor-1 in posttransplantation erythrocytosis.** J Am Soc Nephrol. 2001 Sep;12(9):1958-64.

[9]   Glicklich D, Kapoian T, Mian H, et al. **Effects of erythropoietin, angiotensin II, and angiotensin-converting enzyme inhibitor on erythroid precursors in patients with posttransplantation erythrocytosis.** Transplantation. 1999 Jul 15;68(1):62-6.

[10]   Plata R, Cornejo A, Arratia C, et al. **Angiotensin-converting-enzyme inhibition therapy in altitude polycythaemia: a prospective randomised trial.** Lancet. 2002 Feb 23;359(9307):663-6.

[11]   Griffing GT, Melby JC. **Enalapril (MK-421) and the white cell count and haematocrit.** Lancet. 1982 Jun 12;1(8285):1361.

[12]   Albitar S, Genin R, Fen-Chong M, Serveaux MO, Bourgeon B. **High dose enalapril impairs the response to erythropoietin treatment in haemodialysis patients.** Nephrol Dial Transplant. 1998 May;13(5):1206-10.

[13]   Ishani A, Weinhandl E, Zhao Z, et al. **Angiotensin-converting enzyme inhibitor as a risk factor for the development of anemia, and the impact of incident anemia on mortality in patients with left ventricular dysfunction.** J Am Coll Cardiol. 2005 Feb 1;45(3):391-9.

[14]   Charytan C, Goldfarb-Rumyantzev A, Wang YF, Schwenk MH, Spinowitz BS. **Effect of angiotensin-converting enzyme inhibitors on response to erythropoietin therapy in chronic dialysis patients.** Am J Nephrol. 1998;18(6):498-503.

[15]   Cursack GC, Crespo-Leiro MG, Paniagua-Martin MJ, et al. **[Chronic anemia in heart transplant patients: prevalence, predisposing factors and prognostic significance].** Rev Esp Cardiol. 2007 Nov;60(11):1144-50.

[16]   Anand IS, Kuskowski MA, Rector TS, et al. **Anemia and change in hemoglobin over time related to mortality and morbidity in patients with chronic heart failure: results from Val-HeFT.** Circulation. 2005 Aug 23;112(8):1121-7.

[17]   O'Meara E, Clayton T, McEntegart MB, et al. **Clinical correlates and consequences of anemia in a broad spectrum of patients with heart failure: results of the Candesartan in Heart Failure: Assessment of Reduction in Mortality and Morbidity (CHARM) Program.** Circulation. 2006 Feb 21;113(7):986-94.

[18]   Chatterjee B, Nydegger UE, Mohacsi P. **Serum erythropoietin in heart failure patients treated with ACE-inhibitors or AT(1) antagonists.** Eur J Heart Fail. 2000 Dec;2(4):393-8.

[19]   Ezekowitz JA, McAlister FA, Armstrong PW. **Anemia is common in heart failure and is associated with poor outcomes: insights from a cohort of 12 065 patients with new-onset heart failure.** Circulation. 2003 Jan 21;107(2):223-5.

[20]   Felker GM, Gattis WA, Leimberger JD, et al. **Usefulness of anemia as a predictor of death and rehospitalization in patients with decompensated heart failure.** Am J Cardiol. 2003 Sep 1;92(5):625-8.

[21]   Nanas JN, Matsouka C, Karageorgopoulos D, et al. **Etiology of anemia in patients with advanced heart failure.** J Am Coll Cardiol. 2006 Dec 19;48(12):2485-9.

[22]   Opasich C, Cazzola M, Scelsi L, et al. **Blunted erythropoietin production and defective iron supply for erythropoiesis as major causes of anaemia in patients with chronic heart failure.** Eur Heart J. 2005 Nov;26(21):2232-7.

[23]   Witte KK, Desilva R, Chattopadhyay S, et al. **Are hematinic deficiencies the cause of anemia in chronic heart failure?** Am Heart J. 2004 May;147(5):924-30.

[24]   Weiss G, Goodnough LT. **Anemia of chronic disease.** N Engl J Med. 2005 Mar 10;352(10):1011-23.

[25]   Iversen PO, Woldbaek PR, Tonnessen T, Christensen G. **Decreased hematopoiesis in bone marrow of mice with congestive heart failure**. Am J Physiol Regul Integr Comp Physiol. 2002 Jan;282(1):R166-72.

[26]   Anand I, McMurray JJ, Whitmore J, et al. **Anemia and its relationship to clinical outcome in heart failure**. Circulation. 2004 Jul 13;110(2):149-54.

[27]   Mann DL. **Stress-activated cytokines and the heart: from adaptation to maladaptation**. Annu Rev Physiol. 2003;65:81-101.

[28]   Candia AM, Villacorta H, Jr., Mesquita ET. **Immune-inflammatory activation in heart failure**. Arq Bras Cardiol. 2007 Sep;89(3):183-90, 201-8.

[29]   Anand IS. **Pathogenesis of anemia in cardiorenal disease**. Rev Cardiovasc Med. 2005;6 Suppl 3:S13-21.

[30]   Hsu CY, McCulloch CE, Curhan GC. **Epidemiology of anemia associated with chronic renal insufficiency among adults in the United States: results from the Third National Health and Nutrition Examination Survey**. J Am Soc Nephrol. 2002 Feb;13(2):504-10.

[31]   Calvillo L, Latini R, Kajstura J, et al. **Recombinant human erythropoietin protects the myocardium from ischemia-reperfusion injury and promotes beneficial remodeling**. Proc Natl Acad Sci U S A. 2003 Apr 15;100(8):4802-6.

[32]   Van der Meer P, Lipsic E, Henning RH, et al. **Erythropoietin induces neovascularization and improves cardiac function in rats with heart failure after myocardial infarction**. J Am Coll Cardiol. 2005 Jul 5;46(1):125-33.

[33]   Volpe M, Tritto C, Testa U, et al. **Blood levels of erythropoietin in congestive heart failure and correlation with clinical, hemodynamic, and hormonal profiles**. Am J Cardiol. 1994 Sep 1;74(5):468-73.

[34]   Westenbrink BD, Visser FW, Voors AA, et al. **Anaemia in chronic heart failure is not only related to impaired renal perfusion and blunted erythropoietin production, but to fluid retention as well**. Eur Heart J. 2007 Jan;28(2):166-71.

[35]   van der Meer P, Lok DJ, Januzzi JL, et al. **Adequacy of endogenous erythropoietin levels and mortality in anaemic heart failure patients**. Eur Heart J. 2008 Jun;29(12):1510-5.

[36]   Kourea K, Parissis JT, Farmakis D, et al. **Effects of darbepoetin-alpha on plasma pro-inflammatory cytokines, anti-inflammatory cytokine interleukin-10 and soluble Fas/Fas ligand system in anemic patients with chronic heart failure**. Atherosclerosis. 2008 Jul;199(1):215-21.   .

[37]   Oski FA, Marshall BE, Cohen PJ, Sugerman HJ, Miller LD. **The role of the left-shifted or right-shifted oxygen-hemoglobin equilibrium curve**. Ann Intern Med. 1971 Jan;74(1):44-6.

[38]   Varat MA, Adolph RJ, Fowler NO. **Cardiovascular effects of anemia**. Am Heart J. 1972 Mar;83(3):415-26.

[39]   Anand IS, Chandrashekhar Y, Ferrari R, Poole-Wilson PA, Harris PC. **Pathogenesis of oedema in chronic severe anaemia: studies of body water and sodium, renal function, haemodynamic variables, and plasma hormones**. Br Heart J. 1993 Oct;70(4):357-62.

[40]   Ayus JC, Go AS, Valderrabano F, et al. **Effects of erythropoietin on left ventricular hypertrophy in adults with severe chronic renal failure and hemoglobin <10 g/dL**. Kidney Int. 2005 Aug;68(2):788-95.

[41]   Hampl H, Hennig L, Rosenberger C, et al. **Effects of optimized heart failure therapy and anemia correction with epoetin beta on left ventricular mass in hemodialysis patients**. Am J Nephrol. 2005 May-Jun;25(3):211-20.

[42]   Moretta G, Locatelli AJ, Gadola L, et al. **Rio de La Plata study: a multicenter, cross-sectional study on cardiovascular risk factors and heart failure prevalence in peritoneal dialysis patients in Argentina and Uruguay**. Kidney Int Suppl. 2008 Apr(108):S159-64.

[43]   Parfrey PS, Harnett JD, Barre PE. **The natural history of myocardial disease in dialysis patients**. J Am Soc Nephrol. 1991 Jul;2(1):2-12.

[44]   Roger SD, McMahon LP, Clarkson A, et al. **Effects of early and late intervention with epoetin alpha on left ventricular mass among patients with chronic kidney disease (stage 3 or 4): results of a randomized clinical trial**. J Am Soc Nephrol. 2004 Jan;15(1):148-56.

[45]   Kalra PR, Bolger AP, Francis DP, et al. **Effect of anemia on exercise tolerance in chronic heart failure in men**. Am J Cardiol. 2003 Apr 1;91(7):888-91.

[46]   Horwich TB, Fonarow GC, Hamilton MA, MacLellan WR, Borenstein J. **Anemia is associated with worse symptoms, greater impairment in functional capacity and a significant increase in mortality in patients with advanced heart failure**. J Am Coll Cardiol. 2002 Jun 5;39(11):1780-6.

[47]   Listerman J, Geisberg C, Nading MA, et al. **Blunted hemodynamic response and reduced oxygen delivery with exercise in anemic heart failure patients with systolic dysfunction**. Congest Heart Fail. 2007 Mar-Apr;13(2):71-7.

[48]   Zilberman M, Silverberg DS, Bits I, et al. **Improvement of anemia with erythropoietin and intravenous iron reduces sleep-related breathing disorders and improves daytime sleepiness in anemic patients with congestive heart failure**. Am Heart J. 2007 Nov;154(5):870-6.

[49]   Anand IS. **Heart failure and anemia: mechanisms and pathophysiology**. Heart Fail Rev. 2008 Dec;13(4):379-86.

[50] Caramelo C, Justo S, Gil P. [Anemia in heart failure: pathophysiology, pathogenesis, treatment, and incognitae]. Rev Esp Cardiol. 2007 Aug;60(8):848-60.

[51] Metivier F, Marchais SJ, Guerin AP, Pannier B, London GM. Pathophysiology of anaemia: focus on the heart and blood vessels. Nephrol Dial Transplant. 2000;15 Suppl 3:14-8.

[52] Phrommintikul A, Haas SJ, Elsik M, Krum H. Mortality and target haemoglobin concentrations in anaemic patients with chronic kidney disease treated with erythropoietin: a meta-analysis. Lancet. 2007 Feb 3;369(9559):381-8.

[53] Practice Guidelines for blood component therapy: A report by the American Society of Anesthesiologists Task Force on Blood Component Therapy. Anesthesiology. 1996 Mar;84(3):732-47.

[54] Wu WC, Rathore SS, Wang Y, Radford MJ, Krumholz HM. Blood transfusion in elderly patients with acute myocardial infarction. N Engl J Med. 2001 Oct 25;345(17):1230-6.

[55] Hebert PC, Wells G, Blajchman MA, et al. A multicenter, randomized, controlled clinical trial of transfusion requirements in critical care. Transfusion Requirements in Critical Care Investigators, Canadian Critical Care Trials Group. N Engl J Med. 1999 Feb 11;340(6):409-17.

[56] IV. NKF-K/DOQI Clinical Practice Guidelines for Anemia of Chronic Kidney Disease: update 2000. Am J Kidney Dis. 2001 Jan;37(1 Suppl 1):S182-238.

[57] Ghali JK, Anand IS, Abraham WT, et al. Randomized double-blind trial of darbepoetin alfa in patients with symptomatic heart failure and anemia. Circulation. 2008 Jan 29;117(4):526-35.

[58] Parissis JT, Kourea K, Panou F, et al. Effects of darbepoetin alpha on right and left ventricular systolic and diastolic function in anemic patients with chronic heart failure secondary to ischemic or idiopathic dilated cardiomyopathy. Am Heart J. 2008 Apr;155(4):751 e1-7.

[59] Ponikowski P, Anker SD, Szachniewicz J, et al. Effect of darbepoetin alfa on exercise tolerance in anemic patients with symptomatic chronic heart failure: a randomized, double-blind, placebo-controlled trial. J Am Coll Cardiol. 2007 Feb 20;49(7):753-62.

[60] van Veldhuisen DJ, Dickstein K, Cohen-Solal A, et al. Randomized, double-blind, placebo-controlled study to evaluate the effect of two dosing regimens of darbepoetin alfa in patients with heart failure and anaemia. Eur Heart J. 2007 Sep;28(18):2208-16.

[61] Palazzuoli A, Silverberg DS, Iovine F, et al. Effects of beta-erythropoietin treatment on left ventricular remodeling, systolic function, and B-type natriuretic peptide levels in patients with the cardiorenal anemia syndrome. Am Heart J. 2007 Oct;154(4):645 e9-15.

[62]   Mancini DM, Katz SD, Lang CC, et al. **Effect of erythropoietin on exercise capacity in patients with moderate to severe chronic heart failure.** Circulation. 2003 Jan 21;107(2):294-9.

[63]   Silverberg DS, Wexler D, Sheps D, et al. **The effect of correction of mild anemia in severe, resistant congestive heart failure using subcutaneous erythropoietin and intravenous iron: a randomized controlled study.** J Am Coll Cardiol. 2001 Jun 1;37(7):1775-80.

[64]   Silverberg DS, Wexler D, Blum M, et al. **The use of subcutaneous erythropoietin and intravenous iron for the treatment of the anemia of severe, resistant congestive heart failure improves cardiac and renal function and functional cardiac class, and markedly reduces hospitalizations.** J Am Coll Cardiol. 2000 Jun;35(7):1737-44.

[65]   Okonko DO, Grzeslo A, Witkowski T, et al. **Effect of intravenous iron sucrose on exercise tolerance in anemic and nonanemic patients with symptomatic chronic heart failure and iron deficiency FERRIC-HF: a randomized, controlled, observer-blinded trial.** J Am Coll Cardiol. 2008 Jan 15;51(2):103-12.

[66]   Toblli JE, Lombrana A, Duarte P, Di Gennaro F. **Intravenous iron reduces NT-pro-brain natriuretic peptide in anemic patients with chronic heart failure and renal insufficiency.** J Am Coll Cardiol. 2007 Oct 23;50(17):1657-65.

[67]   Bolger AP, Bartlett FR, Penston HS, et al. **Intravenous iron alone for the treatment of anemia in patients with chronic heart failure.** J Am Coll Cardiol. 2006 Sep 19;48(6):1225-7.

[68]   Adams KF, Jr., Zannad F. **Clinical definition and epidemiology of advanced heart failure.** Am Heart J. 1998 Jun;135(6 Pt 2 Su):S204-15.

[69]   Sarnak MJ, Tighiouart H, Manjunath G, et al. **Anemia as a risk factor for cardiovascular disease in The Atherosclerosis Risk in Communities (ARIC) study.** J Am Coll Cardiol. 2002 Jul 3;40(1):27-33.

[70]   Beutler E, Waalen J. **The definition of anemia: what is the lower limit of normal of the blood hemoglobin concentration?** Blood. 2006 Mar 1;107(5):1747-50.

[71]   Groenveld HF, Januzzi JL, Damman K, et al. **Anemia and mortality in heart failure patients a systematic review and meta-analysis.** J Am Coll Cardiol. 2008 Sep 2;52(10):818-27.

[72]   Go AS, Yang J, Ackerson LM, et al. **Hemoglobin level, chronic kidney disease, and the risks of death and hospitalization in adults with chronic heart failure: the Anemia in Chronic Heart Failure: Outcomes and Resource Utilization (ANCHOR) Study.** Circulation. 2006 Jun 13;113(23):2713-23.

[73]   Young JB, Abraham WT, Albert NM, et al. **Relation of low hemoglobin and anemia to morbidity and mortality in patients hospitalized with heart failure (insight from the OPTIMIZE-HF registry).** Am J Cardiol. 2008 Jan 15;101(2):223-30.

[74]   Cleland JG, Swedberg K, Follath F, et al. **The EuroHeart Failure survey programme-- a survey on the quality of care among patients with heart failure in Europe. Part 1: patient characteristics and diagnosis.** Eur Heart J. 2003 Mar;24(5):442-63.

[75]   Al-Ahmad A, Rand WM, Manjunath G, et al. **Reduced kidney function and anemia as risk factors for mortality in patients with left ventricular dysfunction.** J Am Coll Cardiol. 2001 Oct;38(4):955-62.

[76]   Felker GM, Shaw LK, Stough WG, O'Connor CM. **Anemia in patients with heart failure and preserved systolic function.** Am Heart J. 2006 Feb;151(2):457-62.

[77]   Maggioni AP, Opasich C, Anand I, et al. **Anemia in patients with heart failure: prevalence and prognostic role in a controlled trial and in clinical practice.** J Card Fail. 2005 Mar;11(2):91-8.

[78]   Valeur N, Nielsen OW, McMurray JJ, Torp-Pedersen C, Kober L. **Anaemia is an independent predictor of mortality in patients with left ventricular systolic dysfunction following acute myocardial infarction.** Eur J Heart Fail. 2006 Oct;8(6):577-84.

[79]   Mozaffarian D, Nye R, Levy WC. **Anemia predicts mortality in severe heart failure: the prospective randomized amlodipine survival evaluation (PRAISE).** J Am Coll Cardiol. 2003 Jun 4;41(11):1933-9.

[80]   Kosiborod M, Smith GL, Radford MJ, Foody JM, Krumholz HM. **The prognostic importance of anemia in patients with heart failure.** Am J Med. 2003 Feb 1;114(2):112-9.

[81]   Brucks S, Little WC, Chao T, et al. **Relation of anemia to diastolic heart failure and the effect on outcome.** Am J Cardiol. 2004 Apr 15;93(8):1055-7.

[82]   Sudoh T, Kangawa K, Minamino N, Matsuo H. **A new natriuretic peptide in porcine brain.** Nature. 1988 Mar 3;332(6159):78-81.

[83]   Mukoyama M, Nakao K, Hosoda K, et al. **Brain natriuretic peptide as a novel cardiac hormone in humans. Evidence for an exquisite dual natriuretic peptide system, atrial natriuretic peptide and brain natriuretic peptide.** J Clin Invest. 1991 Apr;87(4):1402-12.

[84]   Hama N, Itoh H, Shirakami G, et al. **Rapid ventricular induction of brain natriuretic peptide gene expression in experimental acute myocardial infarction.** Circulation. 1995 Sep 15;92(6):1558-64.

[85]   Levin ER, Gardner DG, Samson WK. **Natriuretic peptides.** N Engl J Med. 1998 Jul 30;339(5):321-8.

[86]   Maisel AS, Krishnaswamy P, Nowak RM, et al. **Rapid measurement of B-type natriuretic peptide in the emergency diagnosis of heart failure.** N Engl J Med. 2002 Jul 18;347(3):161-7.

[87]   Anand IS, Fisher LD, Chiang YT, et al. **Changes in brain natriuretic peptide and norepinephrine over time and mortality and morbidity in the Valsartan Heart Failure Trial (Val-HeFT).** Circulation. 2003 Mar 11;107(9):1278-83.

[88]   Richards AM, Doughty R, Nicholls MG, et al. **Neurohumoral prediction of benefit from carvedilol in ischemic left ventricular dysfunction. Australia-New Zealand Heart Failure Group.** Circulation. 1999 Feb 16;99(6):786-92.

[89]   Berger R, Huelsman M, Strecker K, et al. **B-type natriuretic peptide predicts sudden death in patients with chronic heart failure.** Circulation. 2002 May 21;105(20):2392-7.

[90]   Jourdain P, Jondeau G, Funck F, et al. **Plasma brain natriuretic peptide-guided therapy to improve outcome in heart failure: the STARS-BNP Multicenter Study.** J Am Coll Cardiol. 2007 Apr 24;49(16):1733-9.

[91]   Murdoch DR, McDonagh TA, Byrne J, et al. **Titration of vasodilator therapy in chronic heart failure according to plasma brain natriuretic peptide concentration: randomized comparison of the hemodynamic and neuroendocrine effects of tailored versus empirical therapy.** Am Heart J. 1999 Dec;138(6 Pt 1):1126-32.

[92]   Troughton RW, Frampton CM, Yandle TG, et al. **Treatment of heart failure guided by plasma aminoterminal brain natriuretic peptide (N-BNP) concentrations.** Lancet. 2000 Apr 1;355(9210):1126-30.

[93]   Lebrun C, Neuder Y, Pison C, et al. **[BNP or NT-proBNP: "that is the question"].** Ann Biol Clin (Paris). 2007 Sep-Oct;65(5):533-8.

[94]   Januzzi JL, van Kimmenade R, Lainchbury J, et al. **NT-proBNP testing for diagnosis and short-term prognosis in acute destabilized heart failure: an international pooled analysis of 1256 patients: the International Collaborative of NT-proBNP Study.** Eur Heart J. 2006 Feb;27(3):330-7.

[95]   Wang TJ, Larson MG, Levy D, et al. **Impact of age and sex on plasma natriuretic peptide levels in healthy adults.** Am J Cardiol. 2002 Aug 1;90(3):254-8.

[96]   Tsutamoto T, Wada A, Sakai H, et al. **Relationship between renal function and plasma brain natriuretic peptide in patients with heart failure.** J Am Coll Cardiol. 2006 Feb 7;47(3):582-6.

[97]   Chenevier-Gobeaux C, Claessens YE, Voyer S, Desmoulins D, Ekindjian OG. **Influence of renal function on N-terminal pro-brain natriuretic peptide (NT-proBNP) in patients admitted for dyspnoea in the Emergency Department: comparison with brain natriuretic peptide (BNP).** Clin Chim Acta. 2005 Nov;361(1-2):167-75.

[98]   Clerico A, Fontana M, Zyw L, Passino C, Emdin M. **Comparison of the diagnostic accuracy of brain natriuretic peptide (BNP) and the N-terminal part of the propeptide of BNP immunoassays in chronic and acute heart failure: a systematic review.** Clin Chem. 2007 May;53(5):813-22.

[99]   Schou M, Gustafsson F, Kistorp CN, et al. **Prognostic usefulness of anemia and N-terminal pro-brain natriuretic peptide in outpatients with systolic heart failure.** Am J Cardiol. 2007 Nov 15;100(10):1571-6.

[100]   Hogenhuis J, Voors AA, Jaarsma T, et al. **Anaemia and renal dysfunction are independently associated with BNP and NT-proBNP levels in patients with heart failure.** Eur J Heart Fail. 2007 Aug;9(8):787-94.

[101]   Ralli S, Horwich TB, Fonarow GC. **Relationship between anemia, cardiac troponin I, and B-type natriuretic peptide levels and mortality in patients with advanced heart failure.** Am Heart J. 2005 Dec;150(6):1220-7.

[102]   Wu AH, Omland T, Wold Knudsen C, et al. **Relationship of B-type natriuretic peptide and anemia in patients with and without heart failure: a substudy from the Breathing Not Properly (BNP) Multinational Study.** Am J Hematol. 2005 Nov;80(3):174-80.

[103]   Nybo M, Benn M, Mogelvang R, et al. **Impact of hemoglobin on plasma pro-B-type natriuretic peptide concentrations in the general population.** Clin Chem. 2007 Nov;53(11):1921-7.

[104]   Tsuji H, Nishino N, Kimura Y, et al. **Haemoglobin level influences plasma brain natriuretic peptide concentration.** Acta Cardiol. 2004 Oct;59(5):527-31.

[105]   Desai AS, Bibbins-Domingo K, Shlipak MG, et al. **Association between anaemia and N-terminal pro-B-type natriuretic peptide (NT-proBNP): findings from the Heart and Soul Study.** Eur J Heart Fail. 2007 Sep;9(9):886-91.

[106]   Wold Knudsen C, Vik-Mo H, Omland T. **Blood haemoglobin is an independent predictor of B-type natriuretic peptide (BNP).** Clin Sci (Lond). 2005 Jul;109(1):69-74.

[107]   Zakai NA, Katz R, Hirsch C, et al. **A prospective study of anemia status, hemoglobin concentration, and mortality in an elderly cohort: the Cardiovascular Health Study.** Arch Intern Med. 2005 Oct 24;165(19):2214-20.

[108]   Smebye ML, Iversen EK, Hoieggen A, et al. **Effect of hemoglobin levels on cardiovascular outcomes in patients with isolated systolic hypertension and left ventricular hypertrophy (from the LIFE study).** Am J Cardiol. 2007 Sep 1;100(5):855-9.

[109]   Sabatine MS, Morrow DA, Giugliano RP, et al. **Association of hemoglobin levels with clinical outcomes in acute coronary syndromes.** Circulation. 2005 Apr 26;111(16):2042-9.

[110] Kulier A, Levin J, Moser R, et al. **Impact of preoperative anemia on outcome in patients undergoing coronary artery bypass graft surgery.** Circulation. 2007 Jul 31;116(5):471-9.

[111] Kannel WB, Belanger AJ. **Epidemiology of heart failure.** Am Heart J. 1991 Mar;121(3 Pt 1):951-7.

[112] Levy D, Kenchaiah S, Larson MG, et al. **Long-term trends in the incidence of and survival with heart failure.** N Engl J Med. 2002 Oct 31;347(18):1397-402.

[113] Roger VL, Weston SA, Redfield MM, et al. **Trends in heart failure incidence and survival in a community-based population.** Jama. 2004 Jul 21;292(3):344-50.

[114] Baggish AL, van Kimmenade R, Bayes-Genis A, et al. **Hemoglobin and N-terminal pro-brain natriuretic peptide: Independent and synergistic predictors of mortality in patients with acute heart failure Results from the International Collaborative of NT-proBNP (ICON) Study.** Clin Chim Acta. 2007 Jun;381(2):145-50.

[115] Kosiborod M, Curtis JP, Wang Y, et al. **Anemia and outcomes in patients with heart failure: a study from the National Heart Care Project.** Arch Intern Med. 2005 Oct 24;165(19):2237-44.

[116] Gardner RS, Chong KS, Morton JJ, McDonagh TA. **N-terminal brain natriuretic peptide, but not anemia, is a powerful predictor of mortality in advanced heart failure.** J Card Fail. 2005 Jun;11(5 Suppl):S47-53.

[117] Formiga F, Chivite D, Castaner O, et al. **Anemia in new-onset congestive heart failure inpatients admitted for acute decompensation.** Eur J Intern Med. 2006 May;17(3):179-84.

[118] Silva RP, Barbosa PH, Kimura OS, et al. **Prevalance of anemia and its association with cardio-renal syndrome.** Int J Cardiol. 2007 Aug 21;120(2):232-6.

[119] Ezekowitz JA, McAlister FA, Armstrong PW. **The interaction among sex, hemoglobin and outcomes in a specialty heart failure clinic.** Can J Cardiol. 2005 Feb;21(2):165-71.

[120] Latado AL, Passos LC, Darze ES, Lopes AA. **Comparison of the effect of anemia on in-hospital mortality in patients with versus without preserved left ventricular ejection fraction.** Am J Cardiol. 2006 Dec 15;98(12):1631-4.

[121] Tada T, Shiba N, Watanabe J, et al. **Prognostic value of anemia in predicting sudden death of patients with diastolic heart failure.** Int J Cardiol. 2008 Aug 29;128(3):419-21.

[122] Pfister R, Diedrichs H, Schiedermair A, et al. **Prognostic impact of NT-proBNP and renal function in comparison to contemporary multi-marker risk scores in heart failure patients.** Eur J Heart Fail. 2008 Mar;10(3):315-20.

[123]   McClellan WM, Flanders WD, Langston RD, Jurkovitz C, Presley R. **Anemia and renal insufficiency are independent risk factors for death among patients with congestive heart failure admitted to community hospitals: a population-based study.** J Am Soc Nephrol. 2002 Jul;13(7):1928-36.

[124]   Hillege HL, Girbes AR, de Kam PJ, et al. **Renal function, neurohormonal activation, and survival in patients with chronic heart failure.** Circulation. 2000 Jul 11;102(2):203-10.

[125]   Hillege HL, Nitsch D, Pfeffer MA, et al. **Renal function as a predictor of outcome in a broad spectrum of patients with heart failure.** Circulation. 2006 Feb 7;113(5):671-8.

[126]   Dries DL, Exner DV, Domanski MJ, Greenberg B, Stevenson LW. **The prognostic implications of renal insufficiency in asymptomatic and symptomatic patients with left ventricular systolic dysfunction.** J Am Coll Cardiol. 2000 Mar 1;35(3):681-9.

[127]   Bansal N, Tighiouart H, Weiner D, et al. **Anemia as a risk factor for kidney function decline in individuals with heart failure.** Am J Cardiol. 2007 Apr 15;99(8):1137-42.

[128]   Silverberg DS, Wexler D, Blum M, et al. **The effect of correction of anaemia in diabetics and non-diabetics with severe resistant congestive heart failure and chronic renal failure by subcutaneous erythropoietin and intravenous iron.** Nephrol Dial Transplant. 2003 Jan;18(1):141-6.

RESUME

L'anémie serait une nouvelle cible diagnostique et thérapeutique chez l'insuffisant cardiaque. Ses mécanismes sont complexes, et ses conséquences cardiovasculaires indéniables.

METHODES : Nous avons étudié rétrospectivement 139 sujets en insuffisance cardiaque chronique, ambulatoires, suivis au sein d'un réseau ville-hôpital, pour déterminer la valeur pronostique de l'anémie dans l'évolution de marqueurs cliniques et biologiques de l'insuffisance cardiaque.

RESULTATS : Dans notre population, la prévalence de l'anémie est élevée, 50%, mais son niveau est modéré.

Son impact pronostique, en termes de morbi-mortalité cardiovasculaire, n'est pas significatif.

Cette différence, par rapport aux résultats publiés, est principalement liée au poids des comorbidités dans notre population, et notamment à celui de l'insuffisance rénale, associée chez 62%.

De plus, la qualité du traitement de l'insuffisance cardiaque, et de son suivi, distinguent notablement notre population.

Par contre, dans notre travail, la qualité de vie des sujets insuffisants cardiaques anémiques, en termes de stade fonctionnel et de décompensations, est altérée.

CONCLUSION : Chez l'insuffisant cardiaque chronique tout-venant, l'anémie serait un marqueur des comorbidités associées, notamment de l'insuffisance rénale, et non un médiateur de la sévérité de son pronostic.

MOTS-CLES :

Insuffisance cardiaque chronique, anémie, mortalité cardiovasculaire, qualité de vie, insuffisance rénale chronique.

106

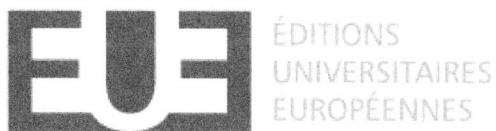

Printed in Great Britain
by Amazon